老而不弱
老年衰弱的预防与照护

主编

杨亚娟　　王晓航

陈　瑶　彭　飞

上海科学技术出版社

图书在版编目（CIP）数据

老而不弱 : 老年衰弱的预防与照护 / 杨亚娟等主编
. —— 上海 : 上海科学技术出版社，2024.1
ISBN 978-7-5478-6293-3

Ⅰ．①老… Ⅱ．①杨… Ⅲ．①老年病－防治②老年病
－护理 Ⅳ．①R592②R473

中国国家版本馆CIP数据核字(2023)第242092号

老而不弱——老年衰弱的预防与照护

主编　杨亚娟　王晓航　陈　瑶　彭　飞

上海世纪出版（集团）有限公司
上海科学技术出版社　出版、发行
（上海市闵行区号景路159弄A座9F-10F）
邮政编码201101　　www. sstp. cn
上海光扬印务有限公司印刷
开本787×1092　1/16　印张9.5
字数140千字
2024年1月第1版　2024年1月第1次印刷
ISBN 978-7-5478-6293-3/R·2822
定价：58.00元

内容提要

本书由三甲医院具有丰富老年医护工作经验的专家编写，内容涵盖老年衰弱的基础知识，以及医疗、护理和居家自我管理等多方面的知识，包括对症状的判断、日常生活的注意事项、自我照护、康复锻炼、突发并发症的院前处置、心理舒缓方法等，可帮助读者进行科学的衰弱预防和管理。

本书可让读者正确认识老年衰弱，也可帮助老年人学会自我管理，树立"老而不弱"的信心。

编者名单

主编

杨亚娟　王晓航　陈　瑶　彭　飞

副主编

高春燕　王冬梅　盛　荣　李玲玲　李舒玲　陆　叶

编者（按姓氏笔画排序）

王　伟　王　燕　王冬梅　王家美　尹小林　石　浪

邢晓红　刘　冬　刘玲玲　刘意抒　羊海琴　杜锦霞

李　冬　李舒玲　杨小蕾　吴　英　吴燕燕　张　婷

陈春花　陈静静　周燕燕　赵艳丽　荆　瑶　洪涵涵

费才莲　徐　琼　黄　歆　戴晓洁

目录

第三篇 · 老年衰弱人群的日常生活照护 033

第一篇

认识老年衰弱

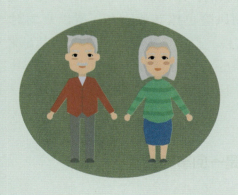

1. 衰弱是一种病吗?

近年来,"衰弱"这个词出现的频率越来越高,特别是在一些公众号、短视频、健康节目等媒体中经常被提及,并且常在"衰弱"之前冠以"老年"一词。每当看到这些内容,老年人都会倍感紧张。那么,老年衰弱到底是什么? 它是一种疾病吗? 是人们常说的认知障碍吗? 诸多疑问,容我们一一解答。

衰弱是指老年人因生理储备下降而导致的机体易损性增加、应激能力减退的非特异性状态。其涉及多系统病理、生理变化,包括神经、肌肉、代谢及免疫系统等,这种状态可能会导致死亡、失能、谵妄及跌倒等不良事件的发生。这段话中的"死亡""跌倒"等词令人心惊肉跳甚至心生畏惧。但事实并非如此,我们把这段话直白解读一下,您就能明白了。

首先,因为衰弱往往发生在老年人身上,所以经常被叫作老年衰弱。其次,衰弱不是一种新的疾病,而是一种以前就存在但大家没有注意到的病症。例如,有的老年人随着年龄的增长,身体功能和生理功能越来越差,与同龄的老年人相比身体状态要差很多,在大家眼里这或许是"这个人变老"的正常生理现象,但事实上,这位老年人的情况可能是衰弱综合征。最后,衰弱的老年人可能容易患病,以及病后恢复慢、恢复不好,也更容易出现不能自理的情况,跌倒的风险也比其他人高,所以衰弱对老年人的健康有很大影响,需要大家的重视。目前,大众对衰弱,尤其是老年衰弱的相关知识相对缺乏,而老年衰弱的后期管理和干预对老年人及其家庭生活质量的保障与提升至关重要。接下来我们就一起走进老年衰弱,去揭秘老年衰弱的系列问题。

2. 衰老和衰弱是一回事吗?

衰老是一种复杂的自然现象,表现为结构退变和功能衰退,适应性和抵抗力降低。衰老是人体发生发展的一种自然规律,是任何人都要经历的一个阶段,它可能会导致人的衰弱。

衰弱往往是一系列慢性疾病、一次急性事件或严重疾病的后果,高龄、跌倒、疼痛、营养不良、肌肉减少症、多病共存、多重用药、活动功能下降、睡眠障碍和焦虑抑郁等均与衰弱相关。部分老年人虽没有特异性疾病，但感到疲劳、虚弱和消瘦，也归于衰弱范畴。

衰老与衰弱不是一回事。衰老是正常生理性老化，而衰弱不是正常生理性老化的必经阶段，属于病理性老化范畴。衰弱不是老年人特有的健康问题，儿童和青少年在一些疾病后或某些特定情况下也可能发生衰弱。例如，艾滋病、癌症儿童也是衰弱的高发人群。

3. 老年人都会出现衰弱吗？

老年人并非都会出现衰弱，但是从现有的科学统计数据来看，衰弱的发生率并不低。国外对衰弱的研究开始较早。美国老年医学研究发现，社区65岁以上老年人发生衰弱的比例是4.0% ～ 59.1%，并且年龄越大越容易出现衰弱，其中65 ～ 69岁发生率为4%，70 ～ 74岁发生率为7%，75 ～ 79岁发生率为9%，80 ～ 84岁发生率为16%。女性发生率高于男性。荷兰科学家研究发现，医院里的老年人，其衰弱发生率要高于社区的老年人，入住老年科的患者均为衰弱老年人，其他病房的老年人衰弱发生率为50% ～ 80%。

我国关于老年衰弱的研究起步比较晚，得到的数据也相对较少，判断标准也各不相同，所以调查的结果差异性较大——衰弱患病率在4.9% ～ 83.4%。

4. 哪些原因导致了老年人发生衰弱？

从目前的科学研究可以看出，导致老年人发生衰弱的因素有很多，发病机制也较复杂，至今尚未完全明确。在此仅介绍一些容易导致衰弱的危险因素。

▪ 遗传因素：国外研究发现，基因可能会影响衰弱的表现。比如非裔美国人发生衰弱的比例是其他美国人的4倍。

▪ 生活方式：日常生活习惯比较健康的人群，其衰弱发生率比其他人群要低；独自生活人群衰弱的发生率较高；女性老年人衰弱发生率较高；教育程度低、经济状况较差的人群衰弱发生率较高；心理状态差（如抑郁、焦虑）的人群衰弱发生率较高。

■ 年龄：随着年龄的增长，衰弱的发生率会相应地越来越高。而且发生衰弱的人群中，年轻人更容易恢复到相对健康的状态，年龄越大，健康恢复越慢。

■ 疾病：伴有其他疾病也是衰弱发生的重要危险因素。如一些慢性病（冠心病、高血压、脑卒中、糖尿病、慢性阻塞性肺疾病、血管类疾病、关节炎、肾衰竭等）、一些意外情况（髋部骨折、跌倒等），还有恶性肿瘤、手术等都能够导致衰弱的发生。

■ 营养不良：日常能量摄入不足、营养缺乏也是老年人发生衰弱的影响因素。

■ 用药：不恰当的用药或多种药物共用都有可能增加衰弱的发生。

5. 如何判断老年人是否存在衰弱？

对老年衰弱的判断，目前大多数医生或研究人员均使用评估量表。用量表来评估衰弱情况，是需要经过培训的专业人员进行评估。而对医学知识较缺乏的老年人来说，参照下面的方法更容易判断是否有衰弱。

■ 疲劳：多数时间觉得做事费力，感觉疲劳。

■ 阻力感：做事感觉有阻力，上楼觉得困难，甚至跨门槛都觉得抬不起脚。

■ 活动少：走不动，走一条街都自觉累得不行。

■ 体重下降：没有原因的体重减轻，1年内体重下降超过自身体重的5%。

■ 多病共存：同时患有多种疾病（大于5种），尤其是慢性病，比如高血压、糖尿病、听力降低、骨质疏松、营养不良等。

符合以上5种情况其中一种，就能够认为是衰弱早期，可以进行干预治疗了。如果符合3种及以上，便可判断老年人已处于衰弱期，建议在医生的指导下通过恰当的方法进行治疗。

6. 衰弱会导致老年人出现哪些症状？

衰弱可能会导致老年人出现很多症状。比较常见的有：不明原因的体重下降，伴明显乏力和疲劳；活动能力下降，平衡功能及步态受损，易跌倒；受到应激因素影响易出现精神方面的异常，如谵妄、抑郁、睡眠紊乱等；波动性失能，丧失功能独立和需要别人照护交替出现；还有的老年人出现听力下降、视力下降等症状，甚至出现尿失禁等。

举例来说，一位老年人退休10年，现在70岁，总觉得身上乏力，体力越来越差，日常情绪低落，做些事情就觉得比较累，但住院做检查，各项指标都在正常范围内，这种情况就是衰弱的表现，可以做一下衰弱筛查。还有的老年人出现走路慢、步态不稳，连门槛都迈不过去，容易摔跤，医院检查也没有脑血管疾病，这也是老年衰弱的表现，可以通过衰弱筛查来判断。老年人了解衰弱常出现的症状，提高警惕，及早筛查、及早干预，不仅能避免居家期间各类不良事件的发生，还能帮助提高生活质量。

7. 衰弱可以"治好"吗?

虽然随着年龄的增长，衰弱的发生率增加，但是已有研究证明，衰弱是有逆转可能的，尤其是在衰弱前期。那么，我们应该怎么做呢?

■ **营养方面**：营养状况与衰弱程度是密切相关的，随着营养不良的发生，身体的衰弱也随之而来。在选择食物的时候，我们要更注重食物的多样性，注意补充微量元素，多吃优质蛋白质，如鱼、肉、蛋类、牛奶、豆制品等，同时每天也要多吃一些蔬菜水果，可以帮助提高免疫力；膳食纤维可以帮助改善便秘情况，降低心脑血管疾病的发生。曾经有一对生活优渥的老年夫妻因为严重贫血来住院，一问才知道他们平时喝各种补汤，却不吃汤中的食材，蛋白质摄入严重不足导致贫血。所以我们在饮食方面千万不要走入误区，科学合理饮食是"治好"衰弱的第一步。

■ **运动方面**：运动可以提高老年人的身体灵活性，但老年人的运动需要量力而为。要在专业人员的指导下进行训练，注重劳逸结合。根据不同的运动目的，选择不同的运动方式（表1-1）。

■ **疾病方面**：控制疾病的稳定。有高血压、糖尿病等慢性病的老年人，要配合医生积极治疗。心理疾病也是病，只有及时寻求专业人员的帮助，才能使心情得到疏解。

表1-1 · 运动目的与推荐运动方式

运动目的	推荐运动方式
提高心肺功能	跑步，游泳，快步走，打篮球、乒乓球、羽毛球等
增加肌肉力量	俯卧撑、原地纵跳、仰卧起坐等，或各种力量练习器械上进行的运动，如哑铃、壶铃等
提高柔韧性	压腿、压肩、踢腿、甩腰、练健美操、太极拳、健身气功、瑜伽等
减控体重	长时间快步走、慢跑，骑自行车，打篮球、羽毛球，踢足球等
调节心理状态	打乒乓球、羽毛球、网球，练太极拳、气功等
提高平衡能力	练太极拳（剑），打乒乓球、羽毛球、网球、柔力球等
提高反应能力	打乒乓球、羽毛球、篮球、网球，踢足球等
增强体质，强壮身体	练太极拳（剑）、五禽戏、八段锦等

8. 老年衰弱综合征为何被忽视？

老年衰弱是指一组由机体退行性改变和多种慢性疾病引起的机体易损性增加的老年综合征。简单来说，衰弱是介于健康和疾病的中间状态，能够客观地反映老年人的健康状况。

衰弱的发生与老化过程密切相关。由于衰弱是老年人常见的慢性、长期健康问题，本身症状不明且进展缓慢，因此常被误以为是随着年龄增长的正常衰老而被忽略。像生活中，很多老年人会出现无力、疲倦、握力减弱、走路缓慢，以及躯体活动能力降低、体重减轻甚至认知功能下降等症状，这些被误以为是衰老的表现，不会考虑到是老年衰弱症，因此没有引起重视，未进行早期干预及治疗。

当家中老年人出现以下情况必须要引起重视。

（1）出现不明原因的体重下降（在没有主动节食、接受手术或发现糖尿病、甲状腺功能异常等的情况下）。

（2）伴明显乏力。

（3）活动能力下降。

（4）老年人情绪低落、兴趣减退时。

及早发现、及早干预，通过多种方法帮助老年人提高生活质量。

9. 老年人常常浑身不舒服，"病"到底藏在哪儿？

随着年龄的增长，老年人常常会出现视力、听力下降及记忆力减退、腰酸背痛、体力不支等，以上表现意味着老年人已步入衰弱阶段，其实是老年期的正常现象。然而，约有5%老年人因此患上疑病症。

老年人疑病症是对自身健康状况过度关注引起的，如身体稍有不适就会紧张多疑，常与某种疾病"对号入座"，经多次就医，均诊断为正常时仍不能消除其顾虑。这多由患者认知能力下降、敏感多疑或突如其来的外界刺激导致。此外，老年衰弱、家庭氛围不和谐及周围人群健康状态也会引起老年人疑病情绪。

（1）放弃假定心理。老年疑病者往往是捕风捉影，缺乏逻辑性和推理性。因此，防止疑病的首要方法是保持头脑清醒，本着实事求是的原则和科学的态度，以事实为依据，理性思考问题。

（2）改善孤僻性格。改变不良的生活作息方式，保持乐观开朗的心态，多与家人沟通或倾诉内心的想法，适当扩大社交圈子，多参与一些有意义的社会活动，使老年生活变得丰富多彩，避免太空虚而胡思乱想，从而消除或减少疑病症的发生。

（3）勤动手、多用脑。培养广泛的兴趣爱好不仅可以防止脑力减退，也能陶冶情操，丰富精神生活，淡化疑病情绪。手指活动最能刺激大脑皮质，老年人不妨培养一些以手指活动为主的兴趣爱好，如编织、绘画、书法、弹琴等；也可以通过学习新知识，给大脑新鲜刺激来保持思维的灵活性，如阅读、学习新技能等。

（4）寻求他人帮助。如果观察到老年人常因怀疑自己有病而流露出烦恼焦虑情绪，请多给予关爱，安抚其情绪，并了解其是否近期遭遇突发事件。万一老年人长期处于疑病状态，建议前往专业机构寻求咨询和治疗，争取早日摆脱疑病症带来的危害。

10. 老年衰弱是因为太胖了吗？

现如今，老年人健康管理的意识逐步增强，对体重越来越注意，尤其是怕胖！很多老年人都已经认识到肥胖给身体带来的危害。老年人代谢慢，常出现需求减少、摄入超标、最终导致肥胖的情况。老年人患上高血压、糖尿病、脂肪肝等慢性病的概率增加，其实还不止这些，肥胖还会造成大脑供血减少，增加患阿尔茨海默病（认知障碍）的风险，除此以外，肥胖还会增加关节负担，引发关节炎。

中国有句俗语叫"千金难买老来瘦"，大家普遍认为老年人不能胖，瘦一点是好事情，有些老年人还因为这句话刻意减肥、减少饮食，其实，这句俗语只对了一半。过于追求"老来瘦"也是有问题的，刻意减重可能会导致体内蛋白质等营养元素含量低，身体缺乏营养，就如同缺少盖房的砖瓦，最终造成免疫力下降，易患感冒、肺炎等；同时营养不足则造血不足，会引起贫血，产生眩晕，易造成跌倒损伤，过瘦的老年人骨密度下降，一旦跌倒更易造成骨折，而卧床会造成心情改变，严重者还会出现压力性损伤、坠积性肺炎等严重并发症，危及生命。所以说刻意追求"老来瘦"并不正确，过胖或过瘦都不好。

老年人到底应该多重才合适呢？下面告诉大家一个方法，即计算体质指数，就是人们常说的BMI值，公式为体重除以身高平方，这里体重按照千克（kg）取值，身高按照米（m）取值。例如，老王体重70千克（kg），身高1.75米（m），那么老王的体质指数（BMI）=$70/1.75^2$=22.8 kg/m^2，体质指数需要控制在18.5 ～ 23.9 kg/m^2。过胖或过瘦都不好，适当体重才重要。

11. 进入衰弱期后，老年人抵抗力会大大降低吗？

正常人具有抗感染、抗肿瘤及保持自身稳定的能力，这种能力叫免疫力。免疫力是由免疫系统提供的，免疫系统包括免疫器官（如骨髓、胸腺、脾脏和淋巴结）、免疫细胞（如血液与组织中的淋巴细胞）和免疫分子。随着年龄的逐渐增加，人体各个器官的功能也会呈逐渐衰退的趋势，人体的免疫力会随着年龄一起衰老，衰老的免疫细胞识别及击杀肿瘤的能力也会下降，人体罹患疾病的概率也就增加了。

人体血液中部分淋巴细胞（主导免疫功能）随着年龄的改变发生变化，免疫功能降低，易发生感染和肿瘤。淋巴细胞是白细胞的一种，是体积最小的白细胞，它是机体免疫应答功能的重要细胞成分，淋巴细胞是抵抗感染等各种疾病的"士兵"，当"兵力"削减、质量降低则无法抗击"敌人"。

　　同时，造血生长因子中的粒细胞、粒-巨噬细胞生成也会减少，大大降低了人体免疫力。由此可见，无论有无衰弱病症，人体的免疫力在人体步入老年期时都会随之降低。我们虽然无法逆转时光，但可以通过合理饮食、适当运动、保持心态平和等方法延缓降低的速度。

第二篇

老年衰弱的预防

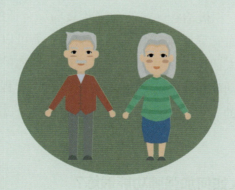

生 活 方 式

12. 衰弱可以预防吗？我们日常该如何预防老年衰弱？

目前，药物对老年衰弱综合征的治疗和预防尚处于初步探索阶段，特异性的科学方法较少，但经过科学研究发现，目前实施的方法对轻、中度老年衰弱综合征效果良好，而重度老年衰弱综合征的改善效果还不太理想。因此，及早预防老年衰弱综合征的发生至关重要。一般来说，要从以下几个方面采取措施。

（1）坚持运动。经常运动对大脑、内分泌系统、免疫系统及骨骼肌等均有良好的影响，可促进新陈代谢，提高身体灵活性和日常生活能力，改善步态、减少跌倒、增加骨密度及改善健康状况。平时宜选择有氧、抗阻力、平衡训练。要因人而异地制订科学的运动强度和时间，以不感到疲劳为宜。

（2）补充营养。维持正常的进食量，适当补充蛋白质、维生素D联合钙剂，以提高神经、肌肉及平衡的功能，预防跌倒、骨折、体重下降和营养不良，增加肌容量，进而预防及改善老年衰弱综合征。

（3）治疗疾病。如抑郁、心脏功能衰竭、糖尿病、认知障碍、视力和听力问题等，要合理用药，积极治疗，可避免老年衰弱综合征的发生和发展。

（4）药物防治。血管紧张素转化酶抑制剂是一类可以改善骨骼肌功能及结构，阻止或延缓老年人肌肉萎缩，辅助增强肌肉支撑力的药物。在这类药物的作用下，老年人的运动耐量、行走速度等均会得到一定程度的提高，为防治老年衰弱综合征提供帮助。但这类药物应在医生的指导下才能妥善使用，切勿乱服药。

13. 衰弱老年人如何加强肺功能锻炼？

众所周知，随着年龄的增长，人体各器官功能就会逐渐下降，肺功能更不例外。肺功能变得更差，呼吸相关疾病便会频频而至，身体健康便会因此亮起"红灯"。而肺活量的大小决定着每次呼吸时气体交换量的大小，也就是摄氧能力和排出废气的能力，若肺活量下降，身体的正常"工作"就会受到影响。

肺功能下降会造成人体缺氧，也会改变人体的呼吸功能和代谢状态，非常容易诱发多种慢性疾病。例如，引起或加重高血压、心律失常，诱发心肌梗死、脑血栓、肺心病和右心衰竭等心血管疾病；损害脑组织，造成智力和视觉功能紊乱等神经系统疾病。

人离不开氧气，呼吸是人的生命之源。只有锻炼肺功能，提高肺活量，肺部才能向血液提供更多氧气，精力才会更充沛。所以我们要有意识地锻炼肺功能。那么，老年人如何锻炼肺功能呢？

（1）改变呼吸方式。老年人应改变单纯用鼻腔呼吸的方式，运用缩唇呼吸和腹式呼吸，改善肺功能状态，改善全身缺氧。

1）缩唇呼吸：吸气时，气体从鼻孔进入；呼气时，缩拢口唇呈吹口哨状，让气体均匀地从双唇之间逸出。吸气与呼气的时间比例为1：2，以达到1：4作为目标。每天3次，每次15～30分钟（参见图4-11）。

2）腹式呼吸：取站立位或坐位，放松全身肌肉，一手放在胸前，一手放在腹部，吸气时由鼻吸入，尽力将腹部挺出；呼气时腹肌收缩，将腹部内收，用口呼出，呈吹哨状，吸气和呼气时间比例为1：2，呼吸频率为每分钟10次左右。每天3次，每次15～30分钟（参见图4-10）。

（2）步行锻炼。能促进血液循环，提高携氧能力，改善肺功能，改善身体缺氧状况。

1）变速行走法：行走时变换速度，可促进下肢和腹部肌肉有节律地舒缩，双臂的摆动也有助于增加肺的通气量，使肺功能得到加强。每天步行路程为1 000～2 000米（根据自己身体状况而定），行走时要尽量挺直胸部，配合呼吸锻炼。早晚进行最好，如果早上有雾，则不宜进行晨练。

2）匀速行走法：即行走速度保持均匀而适中，并且不间断地走完全程。每天应坚持行走1 500～3 000米的路程。此法比较适合于老年体弱者，但需长期坚持（1年或以上）方能取得明显效果。

（3）其他一些有氧运动：可以选择慢跑、打太极拳、跳健身舞、做韵律操等运动强度低、持续的锻炼方法。运动时要掌握强度，一般让心率维持在每分钟110～150次为宜。每次不要少于半小时，每周至少运动3次。

14. 衰弱老年人如何"睡"出好精神?

随着年龄增长,多数老年人会出现睡眠障碍,主要表现为入睡困难、醒得早、睡觉中容易醒。虽然这种现象在老年人群中较为常见,但长期睡眠不佳无疑加快了老年人步入衰弱的进程。那么,如何通过改善睡眠延缓衰弱的进程呢?

第一,不要因为追剧、刷手机而影响了入睡时间。老年人早睡是生理现象,因为夜晚大脑会分泌褪黑素来促进睡眠,而年龄越大褪黑素释放得越早,所以老年人应该早些上床睡觉。不要因为看电视剧或刷手机而错过了最佳入睡时间。

第二,减少午睡时间,适当增加运动。午睡时间建议不超过1小时,下午或傍晚适当增加室外活动,也可多晒晒太阳,延缓褪黑素释放。晚上睡觉前不要再有容易兴奋的运动,可以进行一些舒缓的活动,比如听听轻音乐、读读书、泡个脚等。

第三,创造良好的睡眠环境。可以使用遮光性较好的窗帘;保持房间安静;整理房间的物品使房间整洁;睡前通风使空气清新;选择睡觉舒服的床和床垫;睡前1小时不碰手机等,良好的睡眠环境也可以促进老年人的睡眠。

第四,不要强行睡觉。老年人躺到床上难以入睡时,不要躺在床上强迫入睡,越想睡可能越睡不着。一般超过20分钟睡不着就先起床,尤其不要躺在床上刷手机、看电视,这样更破坏了睡眠的习惯。顺其自然,等感觉困了再上床睡觉。

第五,遵医嘱适量吃助眠药物。有的老年人睡眠障碍比较严重,确实需要吃药的,应该去正规医院找医生就诊,根据医嘱服用助眠药物,不要自行服药或停药。

运动与营养

15. 如何帮助衰弱老年人提高生活质量?

首先,应重视衰弱老年人的基础疾病治疗。尤其关注那些潜在的、未控制的、终末期疾病继发的衰弱,积极治疗基础疾病,如内分泌失调、糖尿病、慢性感染、恶性肿瘤等。

其次，去除诱因。如药物使用不当、住院、手术、其他可产生应激的因素。

再次，给予科学的营养支持。在饮食上，要营养均衡，增强衰弱老年人的免疫力，平时可以多进食优质蛋白质，如鱼肉、瘦肉、禽类、鸡蛋等。此外，可以在医生的指导下服用一些维生素补充剂额外补充维生素。

最后，可以进行适量的运动。这样可以增加肌肉的力量，提高身体的协调性和灵活性，减少跌倒的发生。可进行一些常见有氧运动，如游泳、慢跑、太极拳；也可以做一些抗阻力的运动，如俯卧撑、爬楼梯。任何可以耐受的体力运动都是有益的，前提是要以不感到疲劳为主，科学制订运动的强度和时间。

16. 衰弱老年人如何科学锻炼？

很多老年人不爱运动，常常待在家中看电视、喝茶、阅读等。但久坐行为与老年性肥胖、心血管疾病、死亡等不良健康结局都有明显的相关性，久坐对老年人身心健康的危害不容小觑。

随着年龄的增长，老年人身体细胞逐渐衰老，器官功能逐步退化，生理功能出现退变，必然表现为躯体功能下降，长时间的久坐不动往往会导致更严重的后果。

有部分衰弱老年人伴随共病，比如糖尿病、高血压、心脏病等，加之疾病对活动能力的部分限制，因此活动意愿就更加淡薄。越来越多的科学证据表明，运动可以改善衰弱老年人的肌肉力量，运动是预防及治疗衰弱状态的有效措施。

但是，老年人毕竟是个特殊的群体，复杂的因素可能导致老人的锻炼起到反效果。主要有这两个方面的原因：① 运动的效率跟不上衰老的速度。随着年龄的增长，身体逐渐衰弱，肌肉细胞也会老化，老年人的肌肉流失速度自然会加快。而运动虽然能够帮助肌肉抗老化，延缓流失，但如果运动效率太低，比如每天只是遛遛弯、散散步，自然也无法达到强健肌肉的效果。② 运动量过大，加速了肌肉的损耗。确实，除了运动太少，运动太多也会导致此类情况出现。研究表明，过量运动会加速细胞端粒损耗，反而加速细胞的氧化过程，肌肉细胞在过度锻炼下萎缩变快，也不足为奇。

那么老年人该怎么运动呢？以每天活动后精神饱满、情绪稳定、无疲倦感为宜。一般刚开始，每周可 1～2 次，每次时间 15～20 分钟。逐渐增加至每日

1～2次，时间可达半小时以上。可以根据自己的喜好选择散步、做操、打太极拳、慢跑、爬楼梯等运动。

老年人锻炼过程中，有几点需要注意：① 不在饱餐后或饥饿时活动。② 不进行剧烈活动。③ 活动时间不宜过长。④ 气候变化大，太冷或太热时不宜户外活动。⑤ 活动过程中注意有无胸闷、心悸、呼吸困难、大汗淋漓等不适。建议如既往有相应症状的老人外出锻炼时，可随身携带急救药盒及健康卡，出现上述不适及时终止活动，采取适当急救措施，必要时及时就医。

17. 老年人锻炼形式的改变有助于延缓衰弱吗？

老年人退休后接触社会逐渐减少，孤独感随之而来，陪伴则是缓解"孤独"的有效方式。长期独处的老年人会存在以下状况：沉默寡言，回避与人交流，不太参与团体活动。长此以往，这种情况不仅会加速老年人衰弱的程度，也会大大降低其生活质量。

运动锻炼是有效减缓衰弱发展进程的首选方式。做好运动前的准备和评估，几乎所有老人都可以在运动锻炼中获得较好的锻炼效果。尤其是在团体中进行锻炼，可以有效激发运动的积极心态。

家庭或团体式运动不仅能提高老年人运动的依从性，还能促进其与他人的沟通交流，减少孤独带来的系列连锁反应。团体式运动不仅让老年人在有人陪伴的过程中更愿意进行活动，还能在潜移默化中达到相互督促、互相关心的目的。虽然有关团体式运动方式的应用效果目前尚未有科学研究加以证明，但在实际生活中发现，这在维持和改善个体衰弱情况方面依然具有不可替代的作用。

同时，团体式运动锻炼除了使运动更有效，还更具有安全性。在他人的陪伴和监督下进行运动锻炼，能够有效保护老年人，避免在运动过程中发生意外，同时相互监督运动的强度、时间和方式，对老年人的保护贯穿全程。

18. 如何在老年衰弱者日常生活中巧用中医主食来养生？

"如何吃主食"是个热门话题。很多人每顿只吃精制大米和白面做成的米饭、面食；有些人认为主食能量太高，升高血糖，不利于减肥，因此主张少吃甚至不吃主食。这些做法正确吗？主食究竟该吃些什么，怎么吃呢？《黄帝内经》中《素问·藏气法时论》记载：“五谷为养，五果为助，五畜为益，五菜为充，气味合则服之，以补精益气。”

"五谷为养"告诉我们：① 主食一定要吃。"五谷为养"中的"五谷"泛指杂粮，是主食的主要来源。"为养"是指五谷杂粮是"养活"人们的重要食物，突出了五谷杂粮在食物中的地位。五谷杂粮皆为种子，是植物为了物种延续而集营养所在的精华部分。五谷杂粮中的优质糖类是人体热量的主要来源。五谷杂粮中富含硫胺素、核黄素、尼克酸等维生素，且富含膳食纤维，对人体健康非常有益。2019年，世界权威医学杂志《柳叶刀》刊登的一篇最新研究结果显示：全谷物杂豆的膳食纤维能帮助人们降低死亡率，帮助预防多种慢性疾病。2016年《英国医学杂志》一项研究证实，与不吃全谷物杂粮的人相比，每天只要摄入90克全谷物杂粮，就能将心脑血管病风险降低22%、冠心病风险降低19%、脑卒中风险降低12%；每天摄入210～225克全谷物杂粮，可以将全因死亡率降低17%、糖尿病死亡风险降低51%、癌症风险降低15%。② 主食要吃得复杂。"五谷为养"中的"五谷"泛指各种谷、豆、杂粮，也就是说，吃主食，要吃杂粮，不是单一的大米或白面。从中医角度，五谷性味不同，阴阳属性各异，搭配合理，相互补充，日久常服，则使机体阴阳调和。从现代营养学角度，粗粮中含有较多B族维生素、矿物质、膳食纤维，对补充身体必需营养元素有一定好处。而且很多粗粮还具有独特功能，如燕麦对调节血脂、血糖有一定功效，荞麦对调节血糖有帮助，玉米对加速肠道蠕动、促进大便通畅有很好作用。杂粮中的豆类也是不可缺少的。古人云："可一日无肉，不可一日无豆。"黄豆等豆制品中含有丰富的蛋白质，谷豆杂合可以实现蛋白质互补，使蛋白质品种全面均衡。中医学认为，黄豆，味甘性平，有健脾宽中、益气补虚的功效；赤豆有健脾利湿的功效，对"湿气重"有独特作用；白扁豆有健脾化湿的功效，黑豆有益肾明目乌发的功效。很多豆类既是食物，也是中药，是"药食同源"的补益佳品。因此，主食摄入一定要"杂"，"谷豆结合，丰富多样"是老年人补虚养生的摄食要诀。

吃五谷杂粮也要遵循中医"辨证论治"的原则，虽然大多数五谷杂粮性味平和，但各自也有"寒热温凉"等不同特性，有不同的药用价值，需要结合自身的体质和症状来判断是否适合长期服用。只有适合自己体质，才能起到"补精益气"的功效。例如大米味甘性平，补中益气、健脾和胃、除烦渴；小米味甘性凉，《本草纲目》记载："治反胃热痢，煮粥食，益丹田，补虚损，开肠胃。"小麦味甘，性平微寒，有健脾益肾、养心安神功效；玉米味甘性平，健脾利湿、开胃益智；薏苡仁味甘淡、性微寒，健脾胃、清胃热、利脾湿；高粱味甘性温，健脾益胃、收涩止泻；大麦微寒，平胃、止渴、消食、疗胀。脾胃虚弱，容易腹泻的老年人群可以适当摄入高粱米以涩肠止泻，需避免生薏苡仁的寒凉之性。睡眠差、做梦多的老年人可以适当摄入小米，因其有养心安神的功效。

老年人摄入杂粮、粗粮也有一些注意事项：① 杂粮较粗，应煮烂。杂粮大多属于粗粮范畴，质地粗糙，口感坚硬。老年人消化能力及咀嚼能力较差，很多人适应不了主食中的粗粮。解决这个问题只需利用烹饪技巧：将谷豆杂粮放入水中在冰箱里冷藏一夜，第二天用高压电饭锅烹煮，即可达到软烂的口感，利于老年人咀嚼消化。② 需调整基础疾病。有肌酐升高的肾功能不全或尿酸偏高老年人在摄入豆类时需要减量，可在专科医生指导下服用。血糖控制不佳的老年人不能吃过多的杂粮，包括谷、豆、薯构成的主食每顿不超过100克；还应注意不要选择杂粮稀粥等容易引起血糖快速升高的烹饪方式。

19. 什么是"气虚"？衰弱老年如何"补气"？

气虚，是中医的证候描述，就是对当前机体处于"气"不足的状态。"气"是人体各脏腑功能的总概括，气虚状态下各脏腑功能就会下降。

气虚表现如下。① 神疲乏力：精神疲倦、无精打采、思考能力及记忆力下降、时常觉得疲劳。② 气短懒言：为肺气虚的主要表现，平时总感觉气不够用，说话有气无力、中气不足、多说几句话就觉得疲倦、嗓子干哑不适。③ 自汗易感：稍做运动、进食热食、环境稍热即出汗较多，出汗后怕风怕冷，平时容易感冒。④ 食少纳呆：为脾胃气不足的主要表现，食欲不佳、依靠重口味才能提升食欲、饭量减少、吃得稍多就感觉胃胀不适。⑤ 大便溏稀：大便为稀糊状或沙堆状，常夹杂消化不充分的食物残渣，吃的油腻或稍不干净就容易出现大便溏稀。⑥ 舌胖大且伴有齿痕：舌头胖大、舌色淡不红、舌体两边常有齿痕，舌头上的口水较多，或呈泡沫状或伸舌即滴下。⑦ 脉弱：桡动脉跳动软弱无力，尤其是右侧寸、尺脉。

适合老年人补气的常见药食同源的食物有山药、莲子、大枣、板栗等；中草药有太子参、党参、人参、黄芪、炒白术、茯苓等。适合老年人的药膳茶有西洋参黄芪茶：西洋参2克、生黄芪5克、陈皮3克，代茶饮即可。常见的中成药及功效、适应证包括：① 补中益气丸，功效为补中益气，健脾升阳，适用于肺脾气虚、中气不足、乏力神疲、脏器脱垂等病症。② 参苓白术丸，功效为健脾益气，燥湿止泻，适用于乏力纳差、纳后腹胀、大便溏稀等脾虚湿阻病症。③ 归脾丸，功效为健脾益气、安神养心，适用于乏力神疲、入寐困难、心悸健忘等心脾气虚病症。以上药膳及中成药均需在专业中医师指导下服用。

20. 春如初芽应升发——老年人春季如何养生？

《黄帝内经》曰："春三月，此谓发陈，天地俱生，万物以荣，夜卧早起，广步于庭，被发缓形，以使志生……"意思是说：春季，自然界处于万物复苏、万象更新、气象升发的状态，应该比冬季稍早起一些，多出去走走，全身处于放松状态，情绪要舒缓开心。总之，人体在春季有如初生的嫩芽，应该处于气机升发的状态。

春季老年人应该保持情绪舒畅。春季，人体肝气顺应大自然的状态，处于舒发条达的状态，正如《黄帝内经》所说，应该"以使志生，生而勿杀、予而勿夺、赏而勿罚……"，一定要使自己情绪舒畅。抑郁紧张的负面情绪容易影响肝气条达，不利于健康。老年人在春季应该充分安排自己的兴趣爱好，通过音乐、书法、棋牌、茶艺等多种方式使自己开心快乐，情绪放松。

春季，老年人应该适量运动。春回大地、气温升高、百花齐放、绿草萌生，正是踏青郊游的好时节。老年人群可以在上午气温较高、体感舒适时外出散步，或打太极拳、八段锦等。需要注意的是，春季早晚较凉，昼夜温差大，应该注意随气温及时穿脱衣物，避免感冒。

春季，老年人应该多吃点升发的食物。春季很多应季的菜、茶都"合春气"而具升发之性，适当摄入有助于升发阳气，疏肝解郁。例如，江南一带的马兰头、枸杞头、荠菜、春笋等应季蔬菜；绿茶也是春季养生佳品。但以上食物性寒凉，吃的时候要注意不要过量，否则会导致脾胃寒凉，出现腹胀、腹痛、厌食等症状。香椿、韭菜等春季蔬菜性味偏温，且具升发之性，尤其适合老年人春季服用。适量吃点香椿炒蛋、韭菜炒蛋等佳肴有助于升发肝气。

21. 夏季养生重养阳——老年人夏季如何养生？

炎炎夏日，古人有哪些养生的智慧呢？《素问·四气调神大论篇》云："圣人春夏养阳、秋冬养阴。"这句话告诉我们，夏季要养阳气。包括两个内容：夏季要顺应阳气升发，夏季要注意固护阳气。

夏季要顺应阳气升发。《黄帝内经》曰："夏三月，此谓蕃秀，天地气交，万物华实，夜卧早起，无厌于日，使志无怒，使华英成秀，使气得泄，若所爱在外，此夏气之应，养长之道也。"意思是说，夏季大自然气温较高，植物开花结果，宜晚睡早起，不要刻意避开太阳，情绪要安静而不生气，阳气要开通宣泄。"无厌于日""使气得泄""若所爱在外"等关键词都在强调"夏季要顺应阳气升发"。

夏季要注意固护阳气。为什么在自然界阳气最旺的炎热的夏日，老年人还要固护阳气呢？① 夏季人体阳气盛于外，伏阴潜于内：人体的阳气是有限的，夏季身体的阳气随自然界阳气旺盛而更多分布在体表，内脏的阳气相对较少，老年人本就阳气不足，所以反而容易出现脏腑阳虚的现象。② 夏季天气炎热，暑邪耗伤阳气：夏季自然界气温过高时就会形成暑热邪气，此邪气使人大汗淋漓，容易耗伤阳气。③ 夏季，人们多过度乘凉饮冷：现代社会，空调风扇随手可得，冷饮美食深受喜爱，很多老年人在夏季过多地处于人工制造的比秋冬还冷的室内环境中，还有一些喜欢享受冷饮的快感，岂不知这些都会伤及人体阳气。

夏季老年人要保持心情舒畅、外向开朗。《黄帝内经》中的"使志无怒""若所爱在外"都是提醒夏季养生要注意开心快乐，不要生气，要以外向乐观的心态对待一切事物，这样的情绪有助于机体阳气的外达。俗话说"心静自然凉"，也说明了夏季要控制好情绪，否则就会"心浮气躁"，不利于养生。

夏季老年人要进行适量的户外运动。夏季要适量运动，和自然界的阳气旺盛相应，做到机体阳气舒达、气血流畅。适量运动有助于毛孔打开，适当出汗有助于"使气得泄"。现在很多老年人到了夏天特别害怕中暑，整天躲在空调房间内，反而使机体内阳气不得舒展，气血流通不畅，这样会导致"阳气闭郁"，反而不利于养生。散步、太极拳、跳舞等运动都是老年人在夏季运动的良好选择。当然，老年人由于机体衰弱，气血亏虚，夏季运动要做到：① 选早晚、避骄阳。运动时间选择在太阳升起后的 6 : 00—9 : 00，晚上太阳快落下的

17：00—19：00，这时天气大多较凉爽舒适。要避免在日照较强、气温较高的时间段运动，避免中暑。② 空气新。夏季老年人运动时要避开马路等空气不好、烟尘较多的地点，尽量选择绿树成荫的公园、小马路等空气清新场所。③ 不剧烈。老年人在夏季运动时容易出汗较多，加之天气炎热，容易"过汗伤阳"。因此，夏季运动要把握好度，既不能躲在空调房一点汗都不出，也不能剧烈运动导致出汗太多。

夏季老年人起居应做到以下几点：① 不过分贪凉。空调开得过低、对着风扇吹等均属于"贪凉"行为，可以使毛孔闭塞、阳气闭郁，不仅容易感冒，还可能影响高血压、冠心病等病情。② 汗后避风寒。出汗后绝对不能立刻对着空调、风扇吹，汗后毛孔大开，风寒之邪气可以从毛孔直中肌肤腠理，闭郁阳气，导致夏季风寒感冒发生。③ 睡时护肚腹。夏季人体胃肠阳气相对不足，寒邪更易从腹部直中脏腑。睡觉时，腹阳气更弱，很容易受风寒邪气所伤，导致腹痛、腹泻等症状等高发。④ 夜风不穿堂。很多人觉得南北通透的房间夜间的"过堂风"很凉快，其实古人云"夏夜避风如避箭"，就是说夏天夜间的过堂风有如利箭一般容易伤及身体阳气，所以老年人在夜间乘凉应该远离过堂风。

夏季老年人饮食应注意：① 忌过冷。现代饮食中冷饮美食种类繁多，唾手可得，如冰饮料、冰淇淋、冰西瓜、冰啤酒等，被人们视为夏月解暑的方法。《颐身集》曰："夏季心旺肾衰，虽大热不宜吃冷淘冰雪、蜜水、凉粉、冷粥。饱腹受寒，必起霍乱。"说明古人观察到夏季摄入冷饮冷食，尤其是吃饱了再摄入冷食，容易引起腹泻、腹痛等胃肠道症状。建议老年人在夏天还是进食室温食品为宜。② 忌过油。麻辣小龙虾、烤羊肉串等美食近些年来成了人们夏季乘凉时的一种流行饮食。其实这些食品加工时过于油腻，并不适合夏天多吃，容易加重胃肠负担，导致消化不良。③ 重卫生。夏季蝇虫较多，容易诱发经口传染性疾病，因此夏天必须注意饭前便后洗手等良好习惯，且不要去路边小摊等卫生条件差的餐饮场所就餐。

夏季养生应该吃些什么呢？① 宜微苦：夏季炎热，五行属火，其气通心，所以夏季容易心火亢盛，导致心烦意乱、睡眠不佳。性味为"苦"的食品能够清心泻火，如苦瓜、西芹、慈菇、莲子（带芯）等尤其适合夏季服用。② 宜酸甘：夏季暑邪较盛，容易耗气伤津。中医认为"酸甘化阴"，具有酸甘性味的食物可以生津止渴解暑，适合夏季养生服用。酸梅汤、糖拌西红柿、醋拌莲藕、醋拌黄瓜等均属于"酸甘"食物，均为夏季养生佳品。③ 祛湿热：夏季除了天气炎热，在夏末的"长夏"季节自然界湿热较重，养生应以"祛湿清热"为要。薏苡仁、莲子、赤小豆、绿豆、荷叶等均有祛湿清热的功效，可将这几类食材用水浸泡一夜后煮烂为粥汤服用。

22. 秋天润燥有妙招——老年人秋季如何养生？

秋季万木萧索，气温渐凉，空气干燥，燥邪较盛，燥邪易伤及人体肺阴及津液，常会出现"秋燥"的现象。可出现口干、唇干、鼻干、舌干、咽干、干咳痰黏、大便干燥、皮肤干燥等症状。老年人秋季养生要注意"润燥"。

老年人要注意保湿。家中配备加湿器，保持空气湿度，是缓解皮肤干燥的好办法。皮肤干燥严重，甚至出现鳞屑脱皮的老年人可以涂抹润肤露、尿素乳膏等来缓解不适。如果口鼻干燥，可以倒一杯温开水，用蒸汽来熏蒸口鼻。

饮食方面，老年人可以适量进食冬瓜、白菜、木耳、西葫芦、胡萝卜、苹果、鸭梨、香蕉等果蔬。中医认为，某些白色的果蔬五行对应肺脏，有润肺补虚的功效，适合秋季养生。在这里推荐一款可以润肺生津益气的"七白润燥羹"：将大鸭梨1个去核切块、荸荠肉8个、莲藕5片、白萝卜5小块、银耳1大朵、甘蔗3小段、脆山药半段切块，加水1.5升，武火煮沸，文火煮30分钟，喝汤吃水果蔬菜肉即可。该羹味道甘甜，口干清爽，颜色清透，所选食材均为药食同源，且具有润燥生津、止渴化痰的功效，非常适合老年人秋季养生。需要注意的是，血糖控制不理想的老年人可以将鸭梨改为半个，甘蔗可以去掉不放，放入少量甜叶菊矫味也可。很多老年人在秋季有"贴秋膘"的饮食习惯，认为秋季好好补一补，冬季就会更健康。但是在物质经济高度发达的今天，过量摄入肉类、油脂类食物会非常不利于老年人血脂、血糖、血压、尿酸等指标的控制。因此，正确的"贴秋膘"的方式是根据自身体质，选择合适的果蔬肉类等食品来"清补"。比如，经常咽干口燥、干咳痰黏的属于"肺阴不足"的老年人，进食牛奶、鸭梨、银耳、荸荠、山药等食物可达到"润肺滋阴"的补益功效；经常胃口差、腹泻的属于"脾胃气虚"的老年人，适当进食板栗、山药、莲子、芡实等可达到"健脾益气"的补益功效。这些都是"贴秋膘"的健康补益模式。

秋季对抗"秋燥"还可以通过穴位疗法。秋季经常鼻干、鼻塞的老年人经常用拇指两侧延鼻翼上部按摩至鼻孔平鼻唇沟的"迎香穴"，可达到"宣肺通窍"的功效。经常按压足部内踝尖到跟腱后端中点的"太溪穴",可以起到"金水相生,滋肾补肺"的功效。

23. 冬令养生话进补——老年人冬季如何养生?

冬季天气寒冷,树木凋零,落叶归根,植物将精华收于内部,以抗严冬;很多动物都囤积食物,蓄积脂肪,或者冬眠,或者蛰伏,也是将能量藏于体内,减少能量输出的方式。人体和自然界是一个整体,"道法自然、天人合一",人体在冬季也应该通过"进补"安和神志、调养脏腑。

俗话说:"三九补一冬,来年无病痛""今年冬令进补,明年三春打虎。"可见"冬令进补"是冬季养生的重要方法。什么是"冬令进补"呢?冬令进补是在冬季自然界及人体阳气内敛的状态下,服用食物或药物并采用养生的起居方式,达到补益气血阴阳、调和五脏六腑功能的综合养生方法。

冬令进补最重要的是补什么呢?《黄帝内经》(《素问·气调神大论篇》)云:"冬三月,此为闭藏。水冰地坼,勿扰乎阳,早卧晚起,必待日光,使志若伏若匿,若有私意,若已有得,去寒就温,无泄皮肤,使气极夺。此冬气之应,养藏之道也;逆之则伤肾,春为痿厥,奉生者少。"这里的"勿扰乎阳""必待日光""去寒就温"等指明了冬季养生的关键所在——"养阳"。《黄帝内经》(《素问·六节藏象论》)云:"肾者主蛰,封藏之本,精之处也;其华在发,其充在骨,为阴中之少阴,通于冬气。"这里又说明了冬季养生重在"补肾"。因此,"养阳"和"补肾"就是冬季养生、冬令进补的主要目的。

老年人如何制订适合自己的"冬令进补"方案?还是遵循中医学辨证论治的原则,即量体裁衣,因人而异。① 首先要确定"是否虚":虽然老年人大多气血亏虚,但还是有不少人保养得当,身体健康。因此,体虚可进补,无虚不用补。② 确定"哪里虚":体虚分为气、血、阴、阳亏虚,按照脏腑又分为肝、心、脾、肺、肾。老年人要想有针对性地进补,最好去正规中医院找中医详细地"四诊和参"后辨明体质,再针对性地进补。

老年人冬令进补可以选择哪些食物呢?常见的适合冬令进补的食物有:① 益肾填精类,如牛肉、羊肉、乌鸡、桂圆、黑芝麻、黑豆、核桃。② 滋阴润肺类,如银耳、百合、桑椹干等。③ 健脾益气类,如大枣、莲子、山药、红茶等。以上补益类食物多有"滋腻碍胃",不容易消化或容易上火的特点。因此,萝卜、白菜等适合搭配肉食的蔬菜也是进补必备的食材；鸭梨、苹果等冬季常见水果有清热生津的功效，可搭配温热性食物以平衡燥热之性。推荐一款具有温阳散寒、补中益肾功效的冬季养生茶，即桂圆红枣生姜茶：桂圆干3个、红枣4个、生姜丝2克，红茶适量。一款具有滋肾、温阳、补血、益气的养生汤，当归生姜羊肉汤：羊肉700克、当归15克、生姜5片、黄芪30克、大枣5枚，炖汤吃肉即可。

穴位按摩疗法也是冬季养生的好办法，选取特定的保健要穴进行刺激，能起到益肾温阳的功效。常用穴位及按摩方法有：① 涌泉穴，足底前1/3凹陷处，两手拇指按压对侧涌泉穴30次。② 太溪穴，内踝尖与跟腱的中点，两手拇指按压对侧太溪穴30次。③ 三阴交，内踝上3寸，双手旋按对侧三阴交30次。④ 腰眼，第四腰椎棘突下，旁开3寸凹陷处，两手按腹部两侧，拇指向前，四指向后，用中指按至腰眼。⑤ 命门，第二腰椎棘突下；肾俞：命门旁1.5寸各一；两手掌心放于命门穴、肾俞穴上下推揉30次，以局部出现温热感为佳。⑥ 关元，脐下3寸，艾灸30分钟或手掌搓热后揉按。

中医功法八段锦中的"双手攀足固肾腰"也有补肾壮腰的功效，尤其适合冬季养肾。具体动作要领包括：① 松静站立，两足平开，与肩同宽；两臂平举自体侧缓缓抬起至头顶上方转掌心朝上，向上做托举劲。② 两腿绷直，以腰为轴，身体前俯，双手顺势攀足，稍作停顿。③ 将身体缓缓直起，双手右势起于头顶之上，两臂伸直，掌心向前，再自身体两侧缓缓下落于体侧。

24. 老年人调和气血、益寿延年的中医功法该如何选择？

"流水不腐，户枢不蠹""生命在于运动"，合理、科学的运动对老年人强健体魄、延缓衰老、预防疾病、宁心安神、锻炼心肺、强壮关节有很多益处。散步、慢跑、游泳、跳舞等运动都很适合老年人，但有的容易受天气、场地限制；有的容易导致活动量过大，反而造成运动损伤。

中医功法是中国人民在长期养生保健中总结的智慧结晶，具有悠久的历史。华佗发明的五禽戏最早记载于西晋时陈寿所著的《三国志·华佗传》，八段锦最早记载于南宋洪迈所著的《夷坚志》。

五禽戏、八段锦，这两套功法因其简单易学，效果显著，尤其适合老年人操练。五禽戏是模仿虎、鹿、熊、猿、鸟五种动物的动作和神态的一组功法，具有"动中求静、刚柔并济、形神共养"的功效。八段锦是八套站立位导引的气功功法，每套动作均具有特定的保健调理功效。这两套功法均为站立位操练，动作舒缓柔和，涉及多个关节，结合呼吸吐纳，尤其合适老年人平时锻炼。

按照中医理论，这两套功法均可调理脏腑，疏通经络。例如，五禽戏的"虎举"和八段锦的"双手托天理三焦"均可畅达三焦，调理"任、督"两条经脉。五禽戏"鹿戏""熊戏"和八段锦的"双手攀足固肾腰"均可益肾壮腰，强筋健骨。五禽戏的"鸟戏"和八段锦的"调理脾胃需单举"都有调理脾胃，升清降浊的功效。五禽戏的"猴戏"和八段锦的"摇头摆尾去心火"具有刺激"大椎穴"、泻火宁心的功效。八段锦的"左右开弓似射雕"有畅达手太阴肺经的功效，"攒拳怒目增气力"有顺畅肝经的作用。

按照现代运动解剖学，五禽戏和八段锦，可以活动多个关节，拉伸多个肌肉。如五禽戏的"虎戏"可伸展脊柱，拉伸小腿肌肉，活动髋关节；"鹿戏"可伸展两侧腰肌，拉伸腰背肌肉；"熊戏"可活动脊柱和髋关节，锻炼膝关节；"猴戏"可活动颈椎及肩部肌肉，拉伸髋部及下肢肌肉；"鸟戏"可以拉伸肋间肌肉，运动肩臂肌肉。八段锦的"双手托天理三焦"可以活动肩臂肌肉，拉伸躯干；"左右开弓似射雕"可以伸展上肢肌肉，提高腕、肘关节灵活性；"调理脾胃须单举"可伸展脊柱间小关节和上肢肌肉，增强脊柱关节的稳定性；"五劳七伤往后瞧"可拉伸上肢，活动颈椎，牵拉胸腔；"摇头摆尾去心火"可以活动脊柱颈、腰段关节，腰、下肢多处肌肉。"双手攀足固肾腰"可以拉伸背部肌肉和下肢后侧韧带；"攒拳怒目增气力"可收缩上肢、下肢多处肌肉；"背后七颠百病消"可拉伸脊柱，锻炼下肢肌肉及韧带。

总之，五禽戏、八段锦等中医功法尤其适合老年人养生锻炼需求。

心 理 调 适

25. 老年衰弱者很多家务做不了，是不是就变成家里的负担了？

随着年龄的增长，当老年人自理能力下降时，部分生活起居要依赖家人才能完成，很多老年人总怕麻烦儿女，会选择沉默、将就、压抑自己内心的需求，从而易产生自责、愧疚等不良情绪。这不仅使其晚年生活变得暗淡无趣，还危害老年人的身心健康。因此，应采取以下应对方法。

（1）改变传统认知。目前我国养老服务业正不断完善，由传统的养儿防老过渡到居家养老、社区养老和机构养老等多种养老方式共存并相互依托的模式。但部分老年人还会受传统社会偏见的影响。因此，改变其对传统养老模式的认知，学习和普及新的养老理念，让老年人老有所养、老有所依，才能消除由不良认知带来的负性情绪。

（2）和谐家庭生活。家庭仍是部分老年人晚年生活的主要场所。尽孝道，尊重与赡养老年人是作为子女应尽的义务和责任。老年人遇事应多和家人沟通，切不可自寻烦恼和伤感。

（3）培养生活习惯。做到饮食有节、起居有常，对老年人的身心健康至关重要。适当修饰外貌，改善形象，搞好居室卫生，使生活环境优雅宁静，有助于老年人克服消极心理，振奋精神。

（4）知老、服老、不怕老。正确认识衰老过程并接受自然规律，劳作有度，不逞强，不干自己能力以外的事情。在知老服老的同时不畏惧衰老，保持对生活的热爱，不放弃自己的兴趣，是维持老年人身心健康最天然的保鲜剂。

26. 焦虑、暴躁、感觉自己很没用，这也是老年衰弱的表现吗？

当老年人感知自身健康状况发生改变时，难免会产生焦虑情绪，因为人的心理状态与身体状态密切相关。若不能及时进行自我调整，长时间处于暴躁、焦虑不安的情绪状态中，则会加重衰弱的发展，因此，老年人应正确认识衰弱过程，重视其引起的不良情绪，为此，我们将介绍几种老年焦虑的舒缓方法。

（1）保持平和心态。不切实际的猜测和任意推断是引起老年焦虑的常见原因。有些老年人容易杞人忧天，过分操心子女生活，整日为一些琐事而担忧，难免引起焦虑。更有甚者会过度干涉子女生活，引发家庭矛盾。因此，老年人应珍惜当下，开心过好每一天。

（2）学会自我放松。当老年人感到焦虑、暴躁难以控制时，不妨试一试深呼吸和冥想法进行自我放松，具体方法如下：① 深呼吸法。选择安静的环境，选择让自己最舒适的体位，把注意力集中到呼吸上，用鼻子深吸气，吸气时腹部鼓起，由腹部带动胸部，让气体充满整个胸腔，然后屏住呼吸1～2秒，再用嘴巴将气体缓慢呼出，每次5分钟，一天3次。② 冥想法。放一些轻缓的音乐，声音不宜太大。闭上眼睛，清空烦恼，想象自己喜欢的环境，尽量放松全身肌肉，反复练习，从焦虑情绪中解脱出来。

（3）培养兴趣爱好。兴趣爱好能丰富老年人的精神生活，陶冶情操，转移注意力，缓解焦虑。当健康状况不良时，老年人情绪低落，对任何事情都会提不起兴趣，易放弃原本的兴趣爱好，不利于身心健康。因此，老年人在坚持原有爱好的同时，还可以根据自己的性格特点针对性地培养新的兴趣爱好，如喜静的老年人可以阅读、养花、下棋、书法、垂钓等，喜动的老年人则可以跳舞、打太极、旅游等。

（4）适当户外活动。阳光不仅有利于身体健康，还有助于缓解焦虑情绪。老年人应适当进行户外活动，如身体条件允许可以选择公园散步或利用小区健身设施进行锻炼，不仅可以增强体质促进健康，还能沐浴阳光，保持良好的身心状态。

27. 抑郁是衰弱引起的症状，还是老年人太过"矫情"？

抑郁情绪是一种低落、消极的情绪状态，如平时所说的苦闷、不开心，其具有一定的时限性，周期短、程度轻则较少产生躯体症状，有人将它形象地称为"心理感冒"。抑郁症则是由多种原因引起的、以显著而持久的心境低落为主要症状的精神障碍，患者常表现出情绪低落、郁郁寡欢、兴趣减退、思维迟缓、少言寡语、行动懒散等症状，此外，还会伴随一些躯体症状，如全身疼痛、头晕、便秘、食欲减退、睡眠障碍等。

抑郁是老年人常见的不良情绪之一，尤其是面对衰弱时，老年人身体功能日益减退，一时难以接受，难免会产生抑郁情绪。但如果抑郁情绪长期得不到控制，任其发展，很可能会演变成抑郁症，严重者可能发生自伤、自杀等行为，后果不堪设想。那么，面对由衰弱引起的老年抑郁情绪，怎样干预才能远离抑郁症呢？

（1）保证充足睡眠。睡眠紊乱是衰弱的典型表现。而身体衰弱、体力下降、卧床时间长是导致老年人失眠的常见原因。因此，制订规律的作息时间表，适当增加户外活动或身体锻炼，减少卧床时间，做到劳逸结合、动静相宜，可以提高睡眠质量及人体应激水平，也是缓解抑郁症情绪的重要手段。

（2）保持乐观心态。老年人退休后空闲时间多，社交少，容易失去自我价值感，滋生抑郁情绪。因此，做一些力所能及的事情让生活充实起来，多关注公益事业或发挥自己的兴趣特长，保持生活节奏弛张有度，不仅能缓解抑郁情绪，还能预防认知障碍的发生。

（3）适当户外活动。运动是最好的强心剂，选择适合自己的运动方式，注意安全，防止意外伤害，不仅有助于提高人体的新陈代谢，还能使人心情舒畅，有效改善抑郁情绪。

（4）寻求心理帮助。严重的抑郁症患者常伴有自杀观念和行为，未及时处理，后果将不堪设想。老年人一旦出现抑郁情绪，应引起高度重视。必要时寻求专业心理机构，进行正规治疗，帮助其远离抑郁，早日回归健康生活。

28. 大手术后老年衰弱者会发生何种心理变化？

随着我国经济的发展，人们生活水平的不断提高，医疗保健事业的日臻完善，人们的寿命也不断延长。而在此时，为了更好地促进老年人的身心健康，更要做好老年人的心理护理工作，尤其在老年人身体遭受疾病困扰需要进行重大手术时，心理波动会更大。

（1）老年衰弱者术后常见的心理状况有：① 容易产生孤独感和失落感。② 激动愤怒、悲伤与压抑。③ 自私、多疑。④ 易出现控制力下降、易怒。⑤ 自尊心强、表现固执。⑥ 害怕给子女造成负担。

（2）老年衰弱者重大手术后，家属应当多多关怀，帮助其克服悲观、消极的情绪。老年人术后康复期，家属应多陪伴老人，告知其手术效果，让老年人觉得病情在康复之中，对生活更有信心。多陪伴，多沟通交流，避免让其感到孤单，才是帮助老年人术后保持好心情的关键。

（3）若为术后生活不能自理的老年人，鼓励其接受现实，多与家属沟通，多给予照顾，使他们度过一个安详的晚年。

老年衰弱者大手术后的心理建设不应该局限于患者及疾病本身，可以扩大到家属、生活环境、预防保健等。老年人面对疾病不要害怕，现代医疗技术发达，更要对战胜病痛充满信心，对生活、对未来充满希望！

29. 独居老年人如何跳出"孤独圈"？

孤独是老年人常见的心理问题，尤其是失偶、失独、失能的独居老年人，一个人守着空荡荡的房间，精神空虚、生活不便、身体不适，多种因素叠加会使其内心感到孤独难耐，有些老年人甚至会觉得生活就是一种煎熬，从而产生悲观失望的情绪，严重时会影响老年人的身心健康。那么，独居老年人该如何跳出"孤独圈"呢？

（1）迈出大门，亲近自然。老年人长期待在室内，作息不规律，缺少阳光照射，容易导致生物钟紊乱，生活枯燥，身体功能越来越差，不但会引发骨质疏松等健康问题，还会增加患抑郁症和认知障碍的概率。老年人应该多出去走走，走出狭窄单调的生活，接触外面的世界，沐浴阳光，可使心胸和眼界更加开阔，还能激发老年人内在潜力，使精力更加旺盛，同时可以预防骨质疏松和认知障碍、抑郁等多种健康问题。

（2）身体力行，适量运动。身体健康是老年人最大的财富，如果身体不好，日子过得艰难，老年人难免会感到孤单难过。因此，早睡早起、每天坚持适当运动是老年人不容忽视的问题。老年人应根据自身的健康状况和兴趣爱好，选择广场舞、打太极、散步、做健身操等运动项目。持之以恒的锻炼不但可以增强老年人身体健康，还可以缓解不良情绪，减少孤独感。

（3）培养兴趣，开阔眼界。人到老年退休了，不管曾经职位多高、成就有多少，曾经的辉煌与荣耀都会随时间的推移慢慢褪去，生活的落差使老年人常常感到失落、空虚、无所事事，甚至不愿出门、不愿和人打交道。老年人应逐步适应角色变化，有意识地去培养自己的兴趣爱好，如读书、写作、绘画、旅游、唱歌、跳舞等，每一样知识技能都能打开一扇窗，让人看到更加绚丽多彩的世界。

（4）继续学习，充实自己。人在脱离社会后，身体和心理都会慢慢退化，老年人退休后可以继续学习新知识，读书看报、关心社会新闻，掌握一两种新技能，在不断学习的过程中排解孤单，充实自己的生活，提高自我价值，还可以延缓衰老、强健体魄。

（5）积极接纳，欣赏自我。很多老年人有一种自己老了就会被社会淘汰的消极心理，常常怕给别人找麻烦、怕遭受嫌弃。其实这样是不对的，老年人应该看到自己的长处和优势，充满自信、愉快地享受生活，如精心打扮自己，穿舒适得体的衣服，举止优雅地参加到各种社会活动中。

30. 如何帮助衰弱老年人走出情绪阴霾?

老年健康不仅包括生理功能的健康，还包含老年人的基本认知、记忆、情绪、社会交往等多方面的心理健康，两者相互依存又相互促进，是老年健康的完整内涵，均与老年生活质量密切相关。

随着年龄的增长，老年人躯体的生理功能发生退行性改变，而随着退休后社会生活及家庭角色的改变，其心理也在随之变化。加之，诸多老年人伴随多种共病，担忧自己的健康，老年人对其若不能有正确的认知，容易产生抑郁、孤独、焦虑、敏感猜疑、自责内疚等一系列心理问题。因此，衰弱老年人如何保持心理健康是一个值得关注的问题。那么，我们该如何帮助老年人保持心理健康、走出心理阴霾呢?

（1）构建家庭支持系统，营造良好家庭氛围。家庭支持系统是家庭成员间相互促进、相互扶持帮助的行为及过程，主要体现在情感支持、行为支持和物质支持。在支持系统中，情感支持对老年人的心理健康影响最大。其中，获得家人的关爱与尊重尤为重要，它不但能保持老年人的良好心态，还能让老年人拥有足够的信心从容面对老年生活。

（2）提升家庭责任价值，鼓励发挥老年余热。俗话说，家有一老，如有一宝。自卑是衰弱老年人最常见的心理问题，在家庭生活中可以根据老年人的兴趣特长适当安排一些力所能及的事情，如洗碗、照看宠物、养花等，让其感受到家庭的责任。平时多与老年人谈心，并听取其意见，让老年人参与家庭规划与决策。与老年人交流中多点耐心和尊重，帮助提升老年人的自我价值感。

（3）提供社会交往机会，积极参与集体活动。适当的社交有助于调节老年人的情绪，益于身心健康。由于衰弱老年人行动不便，往往不愿麻烦他人，害怕被嫌弃。家人应鼓励老年人参与有效社交，结交新朋友，培养新兴趣。子女应主动帮助老年人解决实际困难，根据老年人的身体条件带动老年人参与聚会、旅游、看电影等社会活动，提供一个走出去、动起来、敞心扉的机会。

（4）促进健康生活方式，合理安排生活起居。合理安排老年人的衣食住行，改变不良的生活方式，饮食以清淡、易消化为主，在确保安全的情况下，尽量进行康复训练。推荐老年人进行的运动方式以有氧运动为主，尽量不要参加对抗性过强的运动，以免受伤。运动频率可保持在每周3次以上，每次不少于30分钟。居家环境应考虑到老年人的特点，衣服以舒适宽松为主，注意勤洗勤换，鞋底应柔软防滑，避免跌倒等意外发生。

第三篇

老年衰弱人群的
日常生活照护

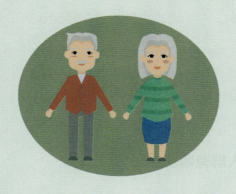

概　　述

31. 照顾老年衰弱人群需要警惕哪些突发状况？

老年衰弱人群发生不良事件的概率比健康老年人群高很多，不管是老年人自己还是照护者，都要了解老年衰弱人群常发生的不良事件。

（1）跌倒。因为衰弱老年人步速减慢、步态不稳，极易发生跌倒，一个小小的坑或坎也有可能会绊倒他们，所以照护者尤其要注意地面平坦、减少障碍物，避免跌倒。而且衰弱老年人行走时有明显的阻力感，爬楼梯、迈台阶都有影响，照护者尽量在旁边搀扶，以防意外。如果不慎摔倒，照护者应及时将其送医，检查有无骨折，老年人跌倒最易发生髋部骨折。

（2）肌力下降。常表现为握持无力，照护者可以让老年人双手用力握照护者的手，这种方法可以自行检查老年人的肌力。

（3）认知力降低。常见表现为记忆力、注意力下降。

（4）抑郁。有的老年衰弱者会出现抑郁、不爱说话、睡不着或容易醒等问题，应及时就诊，被确诊抑郁的老年人需按医嘱服药，照护者需多陪伴安慰。

（5）警惕伴随疾病的相关症状。高血压、冠心病、脑卒中、哮喘等是衰弱老年人常见的伴随疾病，照护者也应警惕这些伴随疾病带来的并发症。

老年衰弱与穿衣

32. 老年衰弱人群有哪些保暖窍门？

年龄的增加使人的身体器官功能出现不同变化，甲状腺功能下降、铁元素缺乏都会使老年人更怕冷，保暖是日常生活尤其是冬季更为关注的问题。

老年衰弱者的保暖，可从衣、食、住、行四个方面改善。

（1）首先，衣物保持柔软轻便，老年衰弱者皮肤触觉变差，柔软的质地能达到更好的保暖效果，轻便的衣物不至于造成繁重的体感；其次，衣服以前开襟为主，便于穿脱，由于自身行动力变差，套头衫等穿戴并不适合老年衰弱者；再次，注意周围环境温度，不仅要及时增加衣物，也要在感觉到燥热时及时减少衣物；最后，被子、衣物要经常换洗，老年衰弱者由于自身行动力减弱，不愿麻烦别人，而衣物、被子较长时间不换洗，对于保暖和身体健康都是不利的，提醒子女或照护者一定要多加注意。

（2）老年衰弱者容易感到寒冷与饮食也有很大的关系，其胃口会变差，加上饮食清淡，肉食少，这些低热量的食物不足以提供御寒热量。因此，建议老年衰弱者在冬季多食用一些高热量的食物。但是由于很多老年衰弱者患有心脑血管疾病或糖尿病，所以仍以低脂肪、低糖食物为主，如牛肉、鱼、虾、芥蓝等。

（3）老年衰弱者的住所要满足保暖、通风、阳光充足、家具简单、地板防滑五大要求。首先，住处要通风、阳光充足，天气好的时候可以选择中午时间在阳台晒晒阳光，有利于老年衰弱者的身体保健和保暖；其次，家具简单、地板防滑便于老年衰弱者适当进行居家锻炼，在提高自身御寒能力的同时确保安全也非常重要。老年衰弱者很多时候不适于户外锻炼，住所应保证尽可能大的空间进行室内活动，有利于提升自身保暖力。

（4）老年衰弱者出行时，要穿戴充足的衣物，如帽子、围巾等，尤其在冬天，加一件贴身毛背心或保暖马甲，加戴护膝，不影响活动，也是老年衰弱者户外保暖的注意点。

（5）老年衰弱者保暖还有一些中医小窍门，比如早晚揉耳郭、按摩鼻翼两侧、搓腰温肾阳、泡脚按涌泉，这些都是不错的保暖御寒小窍门。

总之，老年衰弱者要从多方面综合保暖，还要根据个体差异选择适合自身的保暖措施，量力而行。

33. 您会正确使用热水袋吗？

在寒冷的冬季，虽然多数家庭都用了暖气、空调、电热毯，但也有很多老年人依然保持着使用热水袋进行保暖的习惯。其实，不管是老年衰弱人群还是正常老年人，在使用热水袋时都应注意，避免烫伤！也许不少人看到这里会嗤之以鼻，热水袋虽然装着热水，但隔了那么厚的皮质，怎么可能会烫伤呢？人到老年，随着年龄增加逐渐步入衰弱或程度加重，衰弱相关的症状也会越来越明显，比如对温度的敏感性降低，在长时间使用热水袋时可能会造成低温烫伤。所谓"低温烫伤"，是指接触70℃的温度持续1分钟，接触近60℃的温度持续5分钟以上时造成的烫伤。因此，在日常生活中，老年衰弱人群及其家属尤应注意。

■ 生活中常用的热水袋主要分橡胶热水袋和电热水袋：① 橡胶热水袋是用橡胶制成的袋囊，在袋囊中装入热水，放置在所需部位，达到取暖的目的，在日常生活中老年人普遍喜欢使用此类热水袋。② 电热水袋是将电热水袋平放于干燥水平台面上，连接电源充电大约5分钟，充电指示灯灭后断开电源即可放置在所需部位，用于取暖。

■ 经常使用橡胶热水袋保暖时，应注意以下几点：① 热水袋表面不能用锐器刺压，不能强力摔打，以免破裂、漏液造成伤害，如出现破损、漏液现象，绝不能使用，尽量避免长时间使用，时间最好控制在30～60分钟。② 避免长时间接触同一个部位，使用时要注意水温不要太热，一般以50℃为宜，使用时间不应过长，禁止和皮肤直接接触，热水袋应放置于脚旁，注意不是脚上，最好是睡觉前放在被子里，睡觉时取出来。③ 在使用热水袋进行保暖的过程中，注意要把盖子拧紧，在热水袋外面套一个防护布套，防止水流出来烫伤。最好放置在距离皮肤约10厘米远的地方，避免与皮肤直接接触。④ 糖尿病、脊髓损伤或脑卒中的老年人由于存在感觉、运动功能障碍，常伴有痛觉、温觉的减退或消失，极易发生意外烫伤，最好不要使用热水袋。

在日常生活中，以下几种情况不建议使用热水袋：① 软组织扭伤、挫伤早期。② 未经确诊的急性腹痛。③ 鼻周围三角区感染。

老年衰弱与饮食

34. 存在衰弱的老年人在饮食方面如何"纠偏"？

随着年龄的增长，步入衰弱或程度加重的老年人的消化吸收功能亦受到一定的影响，老年衰弱者的基本饮食原则：宜缓、宜软、宜温、宜早、宜少、宜淡。一日三餐中最常用的分配方案是早餐1/5、午餐2/5、晚餐2/5或早、午、晚各占1/3。

一般情况下，饮食可分为普通饮食、软食、半流食、流食四类。每一类饮食均对应相应的人群。

■ 普通饮食：消化吸收功能基本正常，或病情轻，无发热，无须特殊饮食的老年人。

■ 软食：咀嚼能力稍差或正常、胃肠功能差、轻度发热、消化不良或胃肠道手术恢复期的老年人。

■ 半流食：不能咀嚼、吞咽大块食物、体虚及消化能力差的老年人，发热患者或病情较重者。

■ 流食：有高热、急性肠胃炎、吞咽困难、急性病期、昏迷等症状的老年人。

老年衰弱者常见治疗饮食如下。

■ 低盐低脂饮食：适用于患有心血管疾病、肾脏疾病、慢性胃病等老年衰弱者。

1）低盐饮食：主要对于有冠心病伴高血压的患者，要求每天食盐总量控制在6克（大约一啤酒瓶盖）以内，既可以防控高血压，又可以降低血容量，为心脏减负。

2）低脂饮食：控制饮食对高脂血症的防治十分重要。低脂饮食提倡清淡，但并非完全吃素，像鱼、虾、瘦肉等也属低脂食物。过分强调吃素可能导致营养失衡，甚至会引起内生性胆固醇增高。

■ 糖尿病患者饮食：患糖尿病的老年人，控制总热量、建立合理的饮食结构，每天摄入的总热量应根据糖尿病患者的体重和活动量进行计算，保持理想体重。

国际上通常以体质指数（BMI）来衡量肥胖（表3-1）。

表3-1 · 体质指数分级

等级	BMI值（kg/m^2）
肥胖	$\geqslant 28.0$
超重	$24 \leqslant BMI < 28.0$
正常	$18.5 \leqslant BMI < 24.0$
体重过低	< 18.5

35. 衰弱老年人可以吃点"保健品"吗?

随着生活水平的提高,人们越来越注重养生和保健。当衰弱症状日益明显,老人可能更加渴望健康,甚至把延年益寿的希望寄托在保健品上。不少无良保健品销售人员就是抓住老年人这个心理,吹嘘夸大产品功效,利用"免费健康讲座""包治百病"等骗术,对老年人进行虚假销售。因此,老年人在选购保健品时要注意以下几方面。

(1)保健品不能替代药物。保健品也称膳食补充剂,适用于特定人群,用于补充营养,调节免疫力,适当使用对老年人有一定保健作用。但需要提醒老年人的是,保健品本身不是药,对疾病起不到治疗作用。患有慢性病的老年人应当遵医嘱用药,保健品仅为辅助。

(2)正规途径购买保健品。目前市场上保健产品种类繁多,甚至有假冒伪劣产品。老年人在购买保健品时一定要选择正规厂家,不要轻信广告去冲动购买,不但花了冤枉钱,还会对自己的身心健康造成危害。

(3)切勿盲目购买保健品。购买保健品时也要根据自身体质和需求选择,切勿盲目购买。如一些含人参类的保健品多有补元气、健脾益肺作用,可用于身体虚弱、气血不足者,但上火、感冒、喉咙干燥者应慎用。正规保健品应标注"适宜人群"和"不适宜人群",老年人购买前一定要仔细对照。

(4)避免依赖或成瘾状态。如果老年人对保健品过分依赖,甚至愿意付出毕生积蓄,事实上已经是一种成瘾状态,多是由衰弱引发老年人对死亡产生恐惧心理,加上家庭和社会关系的缺失使其产生孤独感,这时老年人很容易被销售人员的亲切热情和夸大其词的保健功效吸引,抱有侥幸心理,从而产生依赖。因此,家庭成员应给予老年人更多关爱,定期带老年人去医院体检,根据检查结果进行针对性诊治或预防性治疗,引导老年人正确认识和使用保健品,学会运用科学的方式强身健体。

36. 老年衰弱者如何缓解便秘?

众所周知,人到老年,肠道功能减退、蠕动减慢是衰弱的一种表现,加上老年人的饮食习惯差异,便秘会成为许多老年人非常困扰的问题之一。那么要解决这个困扰，首先我们要正确地认识、了解它。老年人由于代谢慢、运动能力也大大降低，因此不仅会发生衰弱，也会产生器官功能下降后的一系列反应。

老年人为什么容易发生便秘呢？主要有以下几个原因。① 身体原因：老年人由于行动不便，长期久坐或卧床或有一些慢性疾病的影响，致使肠道消化功能减退，肠道蠕动减少，导致便秘的发生。② 精神因素：老年人情绪不佳、提不起精神等。③ 食物因素：可能与饮食太精细有关，进食过多精米、精面等比较软糯的食物，粗粮食用较少，诱发便秘。④ 药物因素：很多老年人患有高血压、高血脂、高血糖等慢性病，长期服用药物可能有便秘的不良反应发生。

老年人一旦出现便秘，须及时调理，如若解决不及时，排便过于用力，伴有心脑血管疾病的老年人，会因为用力过度出现心脏和大脑的突发病变，如脑出血等。那么，日常生活中我们需注意哪些方面可以避免或缓解便秘呢？

（1）养成良好的排便习惯。首先，保证老年人有足够的排便时间；其次，尽量养成定时排便的习惯，如晨起或餐后；最后，要防止老年人克制便意，如有排便意向应及时排便。

（2）保证排便环境。如果一些老年人因行动不便无法下床排便，应与其解释、沟通，缓解其尴尬的心理。同时，排便时注意拉帘遮挡，尽量不要在旁守候或催促，保护其隐私，排便后及时开窗通风。

（3）保证摄入充足膳食纤维与水分。多食富含膳食纤维的食物，多食谷类、蔬菜（芹菜、萝卜、红薯等）、水果（香蕉、火龙果等），其中以谷类为主，以保持营养平衡。日常也应保证水分的摄入，每天以 1 000 ～ 2 000毫升（2 ～ 4瓶矿泉水）为宜，饮水宜在白天进行。

（4）应适量活动。鼓励老年人在身体允许的范围内，每日适量运动。卧床者也应在床上进行运动。如散步、慢跑、打太极、跳舞等，既能锻炼身体，又丰富了养老生活，保持心情愉悦。

（5）老年人排便时不要过于用力，时间不宜过久，以防诱发其他心血管等疾病。若不能顺畅排便，可以适当使用开塞露等药物帮助排便；也可以按摩腹部帮助肠道蠕动。方法：按顺时针方向环形按摩腹部肠道，力道以老年人自己感觉舒适为宜。

（6）按摩。对于长期卧床的老年人，腹部按摩是促进肠道蠕动、加速排便的良好方式。同时，配合床上肢体活动。腹部按摩方法：患者取仰卧位两腿屈膝，使腹部放松，用掌根顺时针方向按摩促进蠕动，轻重速度以自觉舒适为宜。

时间以5～10分钟为宜。

总之，老年人便秘别心烦，要正确认识到这是正常的人类衰老的生理现象，按上述建议能极大缓解人到老年发生的各类便秘，即便对老年肿瘤化疗患者也适宜，学习有效的方法加之坚持，养成科学的生活方式，才能达到解除便秘的目的，促进身体康复。

老年衰弱与睡眠

37. 长期卧床对老年衰弱者的危害有哪些？该如何预防？

部分老年衰弱人群常伴随多种疾病，由于身体虚弱不得不长期卧床。那么，长期卧床对老年衰弱者又会产生哪些危害呢？常见的有压力性损伤、肺炎、深静脉血栓，一旦发生不仅影响老年衰弱者的生活质量，严重时还会危及生命，让其家人也苦不堪言。因此，"上医治未病"，了解并预防这些危害对长期卧床的老年患者尤为重要！

■ **压力性损伤的预防**：长期卧床的老年衰弱者应每2小时至少翻身一次，在肩背部、骶尾、足、脚踝等骨隆突部位垫松软枕头。更换体位时要检查皮肤情况，保持皮肤清洁干燥，如有潮湿刺激，日常选择弱酸性或中性的清洗剂，避免用热水或用力摩擦，皮肤清洁后使用合适的润肤剂。保持床铺整洁，家属应及时清洗干净其排出的大小便。同时，给老年衰弱者加强营养，确保足够热量、蛋白质、维生素摄入。

■ **肺炎的预防**：① 长期卧床的老年衰弱者在病情允许下可以让其半坐卧位，自行咳痰或给予患者拍背，由外向内，由下向上。② 指导老年衰弱者，每天尝试做深层的呼吸练习，排出保留痰液。③ 保持良好的通风环境，每天开窗通风至少3次，每次至少30分钟，以保持空气新鲜流通。

■ **深静脉血栓的预防**：① 下肢功能锻炼。脚趾、踝、膝、髋关节自下而上进行伸、屈、内外翻等活动，避免关节和肌肉的萎缩。② 抬高下肢，膝关节1/3至足跟处垫一个软枕或靠背，如无禁忌，下肢可高于心脏20～30厘米。③ 也可根据老年患者的脚踝围和小腿围的粗细，选择匹配型号的弹力袜穿着预防。

▪ 便秘的预防：对于长期不能主动运动的老年衰弱者，家人应帮助其顺时针按摩小腹，促进肠胃蠕动。饮食调理：以清淡饮食为主，多喝水，多吃瓜果蔬菜，日常选择易消化的食物，保持大便的通畅。体重减轻的老年衰弱者应补充蛋白质或能量，加强营养支持。

38. 老年人记忆力减退是由衰弱引起的吗？

随着年龄增长，尤其是步入老年之后，人们会发现记忆大不如前，如常常记错某件事，甚至忘记了刚刚发生的事，学习新的事物变得很难，需要花费更多的时间和精力。这是因为衰弱吗？

60岁以后，人体全身各器官功能逐步衰退，大脑也不例外，可能出现体积变小、重量变轻。脑部的血流量会因为脑血管的退化而减少；而支配人体的中枢神经也在退变，基于这些退变，老年人就会出现上述所说的情况。

大脑的退化是不可逆的，但是我们可以通过一些方法延缓大脑的退变。

（1）适当学习。当我们持续地学习，如看书、适时地看电视、上网接受新鲜事物时，脑细胞会处于一种活跃的状态，大脑相应的功能区受到持续刺激可以达到延缓记忆力下降的目的。

（2）与亲朋好友保持亲密关系。和家人、朋友保持良好的关系，家庭幸福感会刺激人们的身体分泌出一些激素，这些激素既可以增强人体免疫力，也可以帮助延缓大脑衰老。

（3）合理锻炼。保持至少每周3次的锻炼，在提高身体素质的同时，也可以刺激大脑皮质活动，从而改善认知能力。

（4）保持好心情。及时疏解不良的情绪，中、重度抑郁会导致身体分泌出直接破坏记忆形成的物质。

（5）保证充足睡眠。每天保持适度的睡眠，不仅可以解除大脑疲劳，也可巩固和促进记忆。

39. 老年人吃药物助眠会导致衰弱吗？

老年人随着年龄的增长及各种脏器功能的衰退，身体的自我平衡能力也随之下降，夜间容易出现失眠或睡眠困难，这是老年人共有的表现。于年轻人而言，有些失眠者常会借助药物帮助睡眠，但是对于老年人而言并不完全适用。2021年权威专家发布的《高龄老年共病患者多重用药安全性管理专家共识》指出，如老年人长期服用安定药物助眠，会增加老年人精神错乱、低血压等一系列不良反应，甚至增加跌倒的风险，同时还容易引发眩晕、困倦、乏力等症状。睡眠困难虽然是衰弱的危险因素，但长期服用药物助眠会形成依赖，也会加速老年人步入衰弱的进程。所以老年人如需服用安眠药，务必在医生的指导下正确使用。

在日常生活中，老年人可以通过其他多种方式来改善睡眠质量。

（1）适当控制午休时间。白天尽可能通过一些自己感兴趣的方式增加活动，比如看书、练字、看电视，也可以适当增加家务活动，避免坐在家里打瞌睡，控制午睡时间。

（2）坚持适当运动。老年人在社区内可以和老年群体结伴量力运动，如借助社区锻炼器材运动、打太极拳、慢跑、跳舞、做操、散步等。有了锻炼伙伴，一方面能促使自己多与人交流、养成锻炼的习惯，另一方面可以相互照应以免运动过程中出现突发状况。但运动一定要量力而行！

（3）摒弃不良生活习惯。避免饮酒、喝咖啡、浓茶等辛辣刺激性饮料。睡前可以适当泡脚，增进睡眠的舒适感。但不建议睡前大量喝水，这样不仅会增加老年人起夜的次数，打断夜间完整的睡眠时间，还会使得老年人在昏暗环境下未完全清醒状态跌倒的风险增加。

（4）营造良好的睡眠环境。保持整洁、安静的睡眠环境，营造良好的睡眠氛围。睡前要注意放松，避免睡前在床上看书、看手机、思考问题等。

通过以上方法不仅可以帮助老年人解决入睡困难的问题，也减少其因服用安定等助眠药物加速老年衰弱的进程，一举两得，何乐而不为呢？

老年衰弱与跌倒

40. 老年衰弱人群夜间起床需要注意什么？

我们在前几节中谈到了睡眠困难老年人夜间起床可能会存在跌倒的风险，

那么，究竟是什么原因导致老年人夜间频频起床呢？其实，于老年衰弱人群而言，夜间起床是一种正常的生理现象，即便睡前少量饮水，由于衰弱状况下老年人肾脏的功能减退，起夜在老年群体中特别常见，而随着年龄的增长，衰弱老年人的行动能力也会随之减弱，加之夜间的环境障碍因素，故而导致跌倒的发生。为避免老年衰弱人群夜间起床时发生意外，尤其应注意以下几点。

（1）排除家中周围环境安全隐患，避免地上电线盘成一团，避免孩子玩具乱丢等。杂乱的环境有可能绊倒衰弱患者，所以睡前检查家中东西整齐摆放，保持家中地面的整洁，清理障碍物，减少跌倒的风险。

（2）当老年衰弱者需要起夜时，切记起来的动作不要过猛过急。可先在床上坐一会儿，然后慢慢扶着床边起来走动，以防止头脑不清醒而失去平衡导致意外的发生。

（3）不要摸黑下床开灯，尤其晚上去厕所，摸黑开灯时很容易发生摔倒。建议为老年人在房间安装一个小夜灯，起身后先把灯打开。如若腿脚不便，必要时可备便盆在床旁。

（4）需要夜间起来服药的老人，睡前可将药提前放在床边。

（5）冬天起床时一定要注意保暖，睡前将保暖睡衣放在随手可以拿到的地方，防止感冒受凉。

（6）厕所应增置防滑垫及防滑凳，以防止地面湿滑增加摔倒的概率。

（7）厕所门尽量不要反锁，避免发生危险耽误抢救。

对于自理能力较差的老年衰弱人群，应当尽量有家人陪护，尤其是在夜间，老年人需要起床时最好有家人照顾，避免跌倒、坠床等意外的发生。

41. 如何预防衰弱老年人跌倒？

跌倒在老年人群中十分常见，在我国，老年人跌倒的发生率为14.7%～34.0%。有科学研究发现，老年人随着年龄的增长，尤其是衰弱的老年人，更容易出现感觉和运动功能衰退、肌肉松弛。同时，老年人的姿势控制能力和关节灵活性也会随之下降，从而造成老年人的平衡能力下降，进而大大增加了老年人发生跌倒的概率，每年因为跌倒导致老年人损伤甚至是付出生命代价的案例不在少数。

引起老年人跌倒的原因有很多，不少衰弱的老年人合并多种疾病，如贫血、高血压、糖尿病等，我们常称之为老年衰弱共病，除了疾病本身，治疗所需的药物有时也会增加跌倒的风险。此外，还有一些常见的环境因素，如通道旁的障碍物、地面湿滑、照明差等也会增加跌倒的风险。

那么，我们日常该怎样预防衰弱老年人跌倒事件的发生呢？

（1）老年衰弱共病者多数需长期服用药物维持治疗，我们一定要关注到一些药物的不良反应。比如降压药、感冒药等易让人头晕眼花，这时候一定要耐心地提醒老人，吃完这些药后要注意休息，少走动。

（2）由于衰弱的老年人平衡性欠缺、步态不稳，以及视力下降，容易发生跌倒，因此，老年人的居住空间要明亮、不局促、通道无障碍，尽量设置防滑辅助设施。家用照明以日光灯为宜，尽量避免调节式柔光灯。老年人常走的通道应避免随意摆放椅凳等障碍物；卫生间、厨房尽量设置扶手或防滑垫。

（3）从日常生活方式方面来说，下床活动时应穿防滑鞋，进行运动时，注意适度避免剧烈。可以进行慢走或再辅以上肢伸展运动，运动应循序渐进，量力而行，以不劳累为宜。

而跌倒对老年人造成的不良后果不胜枚举，最常见的就是骨折，严重影响老年人的生活质量（图3-1）。

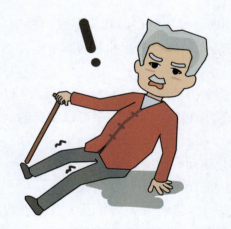

图3-1·老人死亡的头号"杀手"——跌倒

42. 老年人发生跌倒后，容易导致哪些部位骨折？

老年人发生跌倒后，常常导致脊椎、上臂、手腕、脚腕等部位骨折。其原因包括：① 因老年人滑倒时，用手支撑的本能反应。② 老年人肌力衰退，重心不稳。③ 老年人反应较慢，加之钙流失导致的骨质疏松等，多重原因，导致老年人跌倒时最易在上述部位发生骨折。一旦骨折，对老年人及其家庭而言无疑是一次严重的伤害，而若伴随衰弱还会影响后期的康复时间和效果，因此日常多了解相关科普知识、积极预防，能对老年衰弱人群有所帮助。下面一一说明常见骨折。

■ **脊椎压缩性骨折**：脊椎压缩性骨折通常由骨质疏松导致，发生在胸椎和腰椎交界的地方。在治疗上，常采用热敷、理疗等方法缓解症状，若多节或较为严重的脊椎压缩性骨折一般根据脊髓压迫症状而进行手术。

■ 肱骨骨折：一般发生在上臂中下1/3处，通常由直接或间接暴力导致，而这种情况的发生率在50岁之后将会成倍增加，因此老年衰弱人群肱骨骨折的发生率更高。

■ 桡骨骨折：发生在前臂，可出现腕部肿胀、明显压痛等症状。平衡失调和骨质疏松导致中老年女性有较高的桡骨远端骨折的可能性，桡骨远端骨折时常因跌倒时用背伸的手腕着地受力导致手腕部位的银匙状畸形。

■ 髋部骨折：是指大腿骨上1/4的骨折，侧向跌倒易出现此种骨折。髋部骨折约占所有骨折住院患者的30%，每年投用于髋部骨折的医疗费用与资源耗资巨大。而用现代的医疗照护水准，与髋部骨折直接相关的一年死亡率仍高达20%。

老年人发生骨折后，会使老年人生活质量下降，导致剧烈背痛、肢体活动障碍、呼吸困难，甚至死亡等。

43. 老年人跌倒后如何应急处理才能避免后果加重？

老年人发生跌倒后，如果处理不当，可能会导致其二次骨折，或者加速脑血管意外疾病的进展，因此，在跌倒后如何进行应急处理变得至关重要。

（1）自救。不慎跌倒时，保持镇定不要慌；尽可能把损伤程度降到最低，当肢体出现剧烈疼痛或活动障碍、畸形时，不要随意移动，不要急于起身；如无此情况，可尽量通过屈腿翻转身体呈俯卧位，借助双手和膝盖跪起来。若身边有比较稳定的物体，可以借助物体站起来；若体力不支站不起来，可先屈腿尝试移动身体，拿衣物垫在身下，并大声呼救或使用手机拨打急救电话以寻求帮助，等待救援。

（2）他人救助。发现老年人跌倒，不要急于扶起，要分情况进行处理，否则会事倍功半。

如老年人意识不清，在场的人应该立刻联系医务人员进行急救，检查其是否出血，若有出血，应立即止血、包扎；若有呕吐，应将其头部偏向一侧，清理口、鼻腔分泌物，保证呼吸通畅；若有抽搐现象，应移至平整软地面或身体下垫软物，防止碰、擦伤，防止舌咬伤，不要硬掰抽搐肢体，防止肌肉、骨骼损伤；如呼吸、心跳停止，可在拨打急救电话的同时，在专业人士的指导下，立即进行胸外心脏按压、口对口人工呼吸等急救措施；如需搬动，应保证平稳，尽量平卧。

如老年人意识清楚，应询问跌倒的情况，如发生记忆短暂性丧失，可能为晕厥或脑血管意外，应立即护送到医院诊治或拨打急救电话，询问是否存在头痛明显的情况，并观察是否有口角歪斜、言语混乱、手脚失力等，这些症状提示其可能发生了脑卒中；若老年人摔倒应尽可能保持平躺休息，无明显创伤或疼痛，可慢慢移动身体；沿地板移到墙边或稳固的家具，慢慢扶着家具爬起来，若老年人试图自己站起来，可帮助其慢慢站立，并进行坐、卧等活动，来确保身体各关节功能是否能正常活动；若有行动不便或有严重痛楚，均有可能是骨折，若有外伤、出血，应立即止血、包扎并护送老年人到医院进一步处理；查看有无提示骨折情形，如无相关专业知识，不要随便搬动，以免加重病情，应立即拨打急救电话。

此外，还需留意有没有晕厥或胸闷的感觉，如有疼痛，应尽快告诉照护者和家人疼痛位置。在摔倒后应该在家庭成员或家庭保健员的陪护下到医院进行治疗，以便共同发现跌倒的危险因素，可方便更快、更精准地确诊。

44. 为什么说慢性硬膜外血肿是老年衰弱人群跌倒后极易忽视的并发症？

老年人跌倒发生率高、后果严重，是老年人伤残和死亡的主要原因之一。在我国65岁以上的老年人中，跌倒是死亡的首位原因。近年来，"银发浪潮"席卷而来，老年人跌倒发生率急剧上升，而跌倒造成的老年人慢性硬膜下血肿，可谓是"跌倒的隐形杀手"。

慢性硬膜下血肿，也被称作"沉默"的脑出血，好发于老年人，平均发病年龄在60岁左右。本病的特点是颅脑损伤轻微，伤后没有不舒服，很长时间以后才会出现临床症状，甚至很多人不记得自己头部受过伤，起病很隐匿，临床症状、体征也无明显特征（图3-2）。很多是以记忆力下降、头

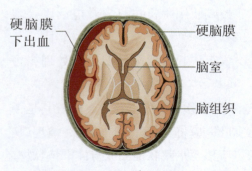

硬脑膜下出血　　　硬脑膜

脑室

脑组织

图3-2·硬膜下血肿示意图

晕、走路不稳、精神症状或大小便失禁等起病，易被误诊为认知障碍。

这种疾病为什么好发于老年人呢？这是由于老年人大多有不同程度脑萎缩，颅腔代偿容积大，因此颅内压增高症状不明显，但由于血肿压迫，神经功能障碍症状较突出。大多数患者无明显外伤史，起病缓慢，临床早期症状轻微，故多不予重视，然而在受伤后一个月左右会出现头晕、头痛、乏力、一侧肢体麻木、记忆力降低、胡言乱语等一系列症状，这时就要警惕慢性硬膜下血肿的发生。因此，提醒家里有老年人的朋友们，近期有轻微头外伤，并且出现了上述症状，应尽快前往相关专科医院就医，以免耽误最佳救治时机。

对慢性硬膜下血肿，可先采用穿刺放液引流治疗，无效时开颅行血肿清除及切除血肿包膜。预后情况视病情发展而定，若出血量小，无其他并发症，治疗后预后较好，但病情发展较急的患者预后较差。

第四篇

老年衰弱常见共病与处理

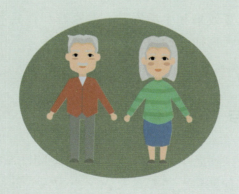

概　　述

45. 何谓"共病"?

老年衰弱者的"共病"发生率逐年攀升,该现象亦是当前引起全球范围内重视的公共卫生问题之一。有调查显示,我国65岁以上人群中共病患病率为18.30%～57.48%。提到"共病",想必不少人会对这个名词感到陌生,以前在各类医学科普中与老年人有联系的多称为"慢病",那么两者有何区别呢?"共病"是指患者同时患有2种或2种以上慢性病或复发性疾病。如此解释想必不少人都能理解,慢病是指慢性疾病,比如高血压、心脏病、糖尿病、慢性阻塞性肺疾病、肾病、肝硬化、各类肿瘤等,而"共病"则包含了慢病,还有一些可以通过手术等方式治愈,但后期需要一定时间居家康复的疾病,比如骨折、白内障、脑外伤等,都可以称为"共病"。对于"共病"中的慢病病程长、迁延不愈,还需要定期随访、住院治疗,而对于可以通过手术治疗的疾病,术后康复的居家自我管理对老年人生活质量有重要意义。目前,社会的深度老龄化已经引起各界的广泛关注,但与老龄伴随的衰弱的影响目前还没完全走进大众的视野。老年、衰弱与"共病"之间相互影响,不仅影响老年人疾病预后、延长住院时间,更影响其康复效果和生活质量,给家庭和社会带来沉重的负担。"共病"与衰弱相互影响并形成恶性循环,会导致老年人不良预后发生风险升高、医疗负担加重,为全科医学带来了新挑战。

46. 老年衰弱与"共病"有何联系?

在前一问中我们谈到老年衰弱与"共病"之间相互影响,到底两者之间存在怎样的联系?该如何防御?想必这是大家更为关心的问题。衰弱与"共病"关系密切、相互影响并伴有一定的重叠,衰弱和"共病"可以预测老年人的功能状况,"共病"则能促使衰弱进展。老年人常存在的疾病是衰弱的潜在因素,如抑郁、心力衰竭、肾衰竭、糖尿病、视力及听力问题等,均可促进衰弱的发生与发展。其实,在2016—2017年,有相关学者研究发现,衰弱可作为老年人不良结局风险的标志，并越来越多地被专科（肿瘤科、心血管科和骨科）用于预测患者的治疗结果。这就意味着步入衰弱或衰弱程度越重，老年人发生不良事件的风险就越高、结局会越差，倘若再伴随肿瘤、心血管疾病等一系列疾病，则治疗的结果也会受到相应的影响。所以，只有早早获知是否衰弱，再通过科学的方法降低衰弱相关的并发症，才可相应降低其死亡率。目前已有研究者通过调查证据分析显示：通过生物学标记不仅可以预测糖尿病的发病风险，也可以将其用于衰弱的风险预测与控制当中。

处于衰弱前期的老年人，可通过营养支持、运动管理、规律的生活作息与习惯，以及对相关风险事件的科学认知与防御手段延缓衰弱的发展。当然，目前仅靠医护人员的力量来指导老年衰弱共病者或家属是远远不够的，通过多种形式的科普宣教，提升老年人及社会各层次人群重视老年人、重视老年衰弱、重视老年衰弱"共病"，共同建造老年友好型社区、老年友好社会，才会从根本上提高民众的重视度与其对健康相关知识的了解，进而达到有效防御、科学保健、老而不弱的目的。

药物与营养

47. 为什么老年衰弱"共病"患者要重视用药的准确性？

我国人口高龄化程度日趋加重，调查显示，80岁及以上的高龄老年人以每年5%的速度递增，到2040年将增加到7 400多万人。随着年龄的增长，躯体功能的减退，器官功能的退化，不仅会导致衰弱的发生，随之而来的多病共存现象显著也日益显现，而慢性病在老年衰弱人群中发病极为常见。

慢性病患者需要服用更多种药物，存在多重用药的问题。我国调查显示：北京市80岁以上老年人人均服药数量为7.5种，多重用药比例达64.8%；安徽省80岁及以上老年人日口服药种类大于5种的比例为82.4%。

年龄相关的生理功能变化引起的药物与疾病间相互作用的风险，使得老年"共病"患者对药物的耐受程度及安全性明显下降，药物不良反应发生率增加，尤其是衰弱的高龄老年人更容易发生药物不良事件。

大量的科学研究显示，与用药数小于5种的老年患者相比，接受5～7种药物治疗的老年患者发生严重药物不良反应的风险增加1.58倍，而接受大于或等于8种药物治疗的患者发生严重药物不良反应风险增加约4倍。多重用药易导致老年人衰弱、跌倒、骨折、认知障碍、谵妄及再入院等不良健康结局，影响患者的生活质量，增加医疗资源投入。在75岁或75岁以上的人群中，大约30%的计划外住院与药物使用引起的直接和间接伤害有关，其中多达3/4的住院估计是可预防的，所以老年衰弱"共病"患者多重用药管理也是医疗领域面临的严峻挑战之一。

48. 确保老年衰弱"共病"患者多重用药安全的妙招有哪些？

随着我国老年人口的快速增长，老年衰弱"共病"和多重用药的情况非常普遍。有42%的老年人同时患有2种及以上疾病，以高血压、糖尿病、冠心病、脑卒中、慢性呼吸系统疾病组合最为常见，且患病率呈逐年增高之趋势。老年衰弱"共病"患者多重用药的风险之高，不仅影响药物治疗效果，还大大降低老年衰弱人群的生活质量。如何避免或降低多重用药的风险，是当前面临的迫切需要解决的问题。

高龄、未按期进行药物随访和评估、单科化的治疗模式可能是造成多重用药的原因。老年衰弱者往往辗转于多家医院、多个专科就诊，从而出现了反复开药、重复用药的情况，并且由于特殊的心理状况，老年衰弱者容易受邻居或朋友、电视广告的影响擅自改药，或易受药店售货员不专业的引导自行购买药物、中草药、保健品。另外，部分健康保健意识强和经济条件较好的离退休高龄人群，过度医疗可能也是导致其多重用药的因素之一。

老年住院患者衰弱的发生率与共病数量、多重用药和年龄有密切关系。因此，老年衰弱"共病"患者的多重用药严重影响了其生活质量。

针对老年衰弱与多病共存、多重用药的现状，临床医生通过药物重整服务，为老年衰弱者目前使用的药物进行全面的分析与评估，可以有效减少用药数量，提高老年衰弱者用药依从性，防范药物治疗差错，降低医疗费用、预防和减少药物相关不良事件。

药物重整是指比较患者目前正在应用的所有药物方案与药物医嘱是否一致的过程。即将患者药物清单与患者既往服用的所有药物进行比较，以避免漏服、重复用药、剂量错误、产生药物相互作用等用药问题的用药方案优化方法。正确的药物重整可以预防患者医疗过程中75% ～ 80%的临床重要药物的偏差。

49. 老年衰弱多病共存者居家用药期间如何科学做好自我管理？

老年人由于器官功能衰退，肝、肾等器官对药物的解毒、代谢能力亦随之下降，加之老年人可能伴随多种疾病，服用的药物具有多、杂、长期的特点，故老年患者用药更需谨慎。在医院，医护人员每天安排患者用药，无须担忧。居家用药则情况多变、各不相同，但有以下4个原则需要做到。

■ **遵医嘱用药**：用药要注意的方面有很多，有些药一旦停药，症状就会复发，甚至加重原有疾病，所以不要忘记服药、不要随意停药或随意减少药量；药物多由肝、肾代谢，老年人由于肝肾功能减退，容易发生药物蓄积体内，出现药物不良反应，所以不能随意增加用量，或根据常识自行用药。

■ **标识清晰，正确储存**：① 药物的放置要以防潮、防湿、避光为原则；② 内服药和外用药需分开放置，家里有2位以上用药者，也要区分放置；③ 需冷藏的药物看清楚，不要放进冷冻室；④ 原有的包装和说明书尽量不要丢，每次使用前，看看是否在保质期内，使用的方法是否正确。

■ **定时监测**：个体对药物的敏感度不同，每个人用药的效果也可能不同，用药期间要定时监测原有疾病。例如，高血压、糖尿病患者可以使用电子血压计、便携式血糖仪等仪器设备监测血压、血糖数据并记录下来，遵医嘱定期随访，可以帮助医生了解用药效果，依据监测指标调整用药剂量。

■ **及时就医**：在用药期间，当身体出现不耐受的不良反应时，要及时就医。不要耽误最佳治疗时间，延误病情。建议询问所在社区医院是否有家庭医生和志愿者结对等养老服务，当出现紧急状况时可以立即进行电话、视频联线，在专业人员的指导下尽早自救，为医务人员的上门救治争取宝贵时间。

随着居家养老社区工作的完善，越来越多的老年衰弱"共病"患者可以享受到足不出户就能获得养老服务，但是居家用药还需自己把关，牢记四个用药原则，保证居家期间的用药安全。

50. 老年衰弱者该如何正确对待"是药三分毒"？

俗话说，"是药三分毒"，其中的"三分毒"通常指的是药物在治疗疾病的同时伴随而来的毒副作用：如阿托品在解痉止痛的同时，会引起口干、心悸、便秘等不良反应，麻黄碱在止咳的同时，亦可引发失眠等不良反应，这是所有药物都具有的药理属性。老年人耐药性差，衰弱患者需要长期用药时，药物毒性易在体内蓄积，其不良反应发生也较为明显。有些老年人担心药物的不良反应会拖垮身体，因此自行减少药物剂量甚至停药，从而延误了疾病的治疗。那么，老年衰弱者该如何正确理解并对待"是药三分毒"呢？

（1）遵医嘱合理用药。医生在选择药物时不但会关注药物的治疗作用，同时也会关注其不良反应的利害关系。应严格遵医嘱用药，尽量避免不良反应的发生。若患者因耐药性差，长期服药导致不良反应较为明显时应及时就诊，并根据医嘱进行更换或调整用药剂量来减轻其毒副作用。

（2）避免盲目用药。很多老年人会听信广告，认为中成药和保健品是没有不良反应的，从而自行到药店购买一些中成药或保健品。其实无论是中药还是西药，只有在对症的时候药物才是最有效的，如果不对症，长期或大量服用自行购买的药物，其毒副作用就会比较明显，在体内蓄积过多时会发生危害性反应，严重影响老年人的身心健康。

（3）切勿随意停药。如患有糖尿病、高血压等慢性病者，需长期坚持服药治疗。千万不能因"是药三分毒"而自行减量或停药，从而延误疾病治疗，甚至发生严重的并发症。更不能随意换药，要正确理解"是药三分毒"的真正含义，做到科学合理的遵医嘱用药才是对自己健康最好的守护（图4-1）。

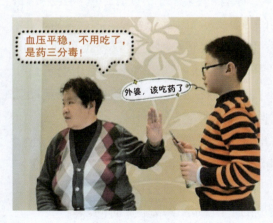

图4-1 · 老年人用药逆反心理

51. 为什么说"遵医嘱服药"是老年衰弱多病共存者居家用药期间安全管理的关键？

众所周知，生病了要看医生，要吃药。但有人会说："俗话说，是药三分毒，药不能乱吃。"这句话就是要告诉我们：药不能乱吃，药要"遵医嘱"吃！

不论男女老少，服药都要遵医嘱，也就是听医生的话。但是值得注意的是，有两类人在遵医嘱服药的问题上需要更加重视，那就是小孩和老年人。生活中，大家往往更重视孩子的服药问题，而忽视了老年人，其实老年患者遵医嘱服药也十分重要！因为老年患者尤其是老年衰弱"共病"患者有以下几个特点。

（1）老年衰弱者各器官功能逐渐衰退，并且因为生活环境和个人体质的差异，对药物用量的个体差异大，耐受性低，容易产生不良反应，因此更需要遵医嘱确保服药种类和剂量的准确性。

（2）老年衰弱者所患疾病多为慢性病，需要长期服药甚至终生用药。长时间用药容易导致药物在体内积蓄，并损伤肝、肾和造血功能，甚至引发中毒。所以对药物剂量控制要求更高，因此务必遵照医嘱，定期检查。

（3）老年衰弱者可能同时患有多个系统的疾病，每种疾病诊治的医生可能不同，在需要增加服药种类和调整服药剂量时，应该将当前使用的所有药物告知医生，这样医生可以依据药物的特性和使用禁忌，给出最佳的用药方案。

（4）老年衰弱者服用药物较多，可能会出现漏服药或补服药，还有的老年人会把胶囊、药片磨碎变成粉末状与茶水、果汁等混服。这些都是不可取的。改变服药时间和药品性状都会影响药效，发生不良反应。有些老年人由于疾病所致张口困难、吞咽困难等情况，家属可以和医生共同制订可行的服药方案，不可擅自更改用药时间、用药方式和药品性状。

除此之外，还有些药物有特殊用法、注意事项和储存条件，有些药物需要在特定的时间服用才最有效，有些药物需要考虑其半衰期、有效浓度和疗程，还有药物的有效期和失效期控制等，所以遵医嘱服药对于老年衰弱者来说非常重要，需要整个家庭的关心与督促！

52. 老年衰弱"共病"患者如何进行营养支持才更有效？

老年衰弱者常同时患有多种疾病，即为本篇开头介绍的"共病"，如很多老年人会伴有高血压、糖尿病、骨质疏松、贫血等，但由于营养知识的缺乏常常"错误忌口"，比如高血压不吃红肉、糖尿病不吃主食、吃红枣喝红糖水来补血等，这些错误的饮食观念会影响老年人的营养状况。

素食虽然也可以搭配出平衡膳食，但老年人由于牙口不行，各种豆类、坚果基本吃不动，加上胃肠道功能差、胃口差，食物的种类摄取不够丰富，就难以从纯素食的饮食中获得充足的营养。而鱼、禽、蛋和瘦肉均属于动物性食物，是人类优质蛋白质、脂类、脂溶性维生素、B族维生素和矿物质的良好来源和平衡膳食的重要组成部分。因此，根据老年人的营养需求特点，尽量不要采取纯素食。

很多老年人对油脂十分抗拒，做饭做菜一滴油都不放。脂肪是人体能量的重要来源，可提供必需脂肪酸；同时是脂溶性维生素的溶剂，维生素E、维生素A、维生素D、维生素K的消化吸收都需要油脂。因此，建议老年人除食物本身含有的脂肪外，每天烹调油摄入量以20～25克为宜，总脂肪平均每天60克左右是适宜的，过高或过低均不利于健康。

常听说粗杂粮有益健康，天天顿顿粗杂粮，结果有的胀肚拉稀、消化不良，有的粗纤维太多反而引起便秘，严重的甚至可导致肠梗阻。吃粗粮也不是多多益善。要拥有科学、健康、合理的营养饮食，首先需要搞清楚食品营养价值的高低。对食物中的营养价值评判要包括以下几个方面。

（1）食物中蛋白质的含量与营养价值。

（2）食物中维生素含量与种类。

（3）食物中矿物质与微量元素的含量与种类。

其中，蛋白质的含量与种类最为重要。具体来说，食物蛋白质营养价值的高低，主要由其所含必需氨基酸的种类、含量及比例和人体蛋白质来决定，换言之，食物蛋白质中的各种必需氨基酸的比例越接近人体蛋白质的组成成分，就越容易被人体消化吸收，其营养价值就越高。

在日常饮食中，进食充足的含有多量必需氨基酸的肉类是保障身体营养状况良好的前提条件。例如，在动物蛋白质中，牛奶、蛋类的蛋白质是所有蛋白质食物中品质最好的，原因是其最容易消化，氨基酸齐全，另外，黄豆、黑豆、芝麻、瓜子、核桃、杏仁、松子等干果类的蛋白质的含量均较高。

一般推荐老年人的每日维生素的需要量应稍高于青壮年，且老年人因肝肾功能不良，部分调节矿物质代谢功能明显降低，易患维生素D缺乏症，故老年人需适量补充维生素D。老年性白内障、糖尿病患者服用维生素E可降低患心脏病和卒中的风险，富含抗氧化维生素C和维生素E的饮食有助于降血压。凝血功能障碍、血液不易凝固或出现老年性紫癜的人群，应适当补充维生素K。

从食物中平衡补充必需维生素，富含维生素A的食物有：动物肝脏、奶类、蛋类、胡萝卜、菠菜、小白菜、柿子、杏等。富含维生素D的食物有：蛋黄、动物肝脏、牛奶等。维生素E为脂溶性，广泛存在于各种蔬菜、粮食的提炼植物油中。维生素B_1在花生米、麦麸、动物内脏、肉、蛋、蔬菜中含量丰富。维生素B_6在豆类、谷类、蛋、肉、酵母中较多。酸枣、山楂、柑橘、草莓、油菜、西红柿中则含有丰富的维生素C。

常见富含维生素的食物推荐如下。

▪ 维生素D：鱼肝油、动物肝脏、蛋黄、奶油、干酪等。

▪ 维生素E：麦胚、向日葵、植物油、豆类、坚果。

▪ 维生素B_1：肉类、豆类、各种粗粮。

▪ 维生素B_2：动物内脏、蛋黄、菠菜。

▪ 维生素C：柿子椒、番茄、菜花、猕猴桃、山楂、柑橘。

▪ 叶酸：绿叶蔬菜、酵母、动物肝、肾、蛋类、豆类、香蕉、梨。

合理均衡饮食、科学锻炼、保证优质蛋白质的足量摄入，这样有助于预防肌肉衰减、提高机体的抗病能力。老年人可以参照以下8个原则，优化饮食结构，预防营养不良的发生。

（1）食物多样，粗细搭配。

（2）多吃蔬菜水果和薯类。

（3）每天吃奶类、大豆或其制品，常吃鱼、禽、蛋、瘦肉。

（4）减少烹调用油，吃清淡少盐膳食。

（5）食物宜松软易消化。

（6）合理使用营养补充剂。

（7）足量饮水，限量饮酒。

（8）积极体育锻炼，增加抗阻力运动。

围手术期管理

53. 老年人手术麻醉并发谵妄是衰弱"惹的祸"吗？

有些老年人在手术结束后出现了全身发抖、说胡话的现象，这是老年人容易发生的一种术后并发症，叫"围手术期谵妄"，是一种急性的脑功能衰竭状态。通常发生在手术期间，也有的发生在术后一两个月后，一般都是突然起病，表现则五花八门：神志不清、思维混乱、失去自制力、大声喊叫、回忆往事、烦躁不安，甚至狂躁；有些人会产生幻觉，有些人会不顾一切拔掉身上的各种管路，非常危险。这种突发的情况，往往会引起家属的恐慌，让他们误以为这是医院用药不当或是手术本身对老年人大脑产生了巨大的创伤所致，更有甚者会引起医疗纠纷。

那么老年人为什么容易发生这种情况呢？有最新的科学研究表明，"围手术期谵妄"和患者自身条件、手术本身相关性更大，即便局麻小手术依然可能发生"围手术期谵妄"。目前认为高龄、教育水平低、水电解质异常、吸烟、苯二氮䓬类药物（如地西泮）应用、抗胆碱药物（如阿托品）应用、术前脑功能状态差及大手术等是影响围手术期谵妄的危险因素，基于老龄患者衰弱的比例，老年衰弱也可能会加重影响。因此，在危险因素多的老年患者术前用药时，医生会酌情调整。当然，麻醉药品也是危险因素之一——老年人神经系统逐步老化，日常生活、活动能力降低，导致老年人对麻醉药品敏感性不断增加，这样他们发生围手术期谵妄和术后认知功能下降的风险就会升高，老年衰弱者发生"围手术期谵妄"概率更大。

医院通常采取多种措施减缓症状的发生，如通过术前访视、术前宣教帮助患者适应环境、放松心情，预防和控制各种感染，采取各种措施减少术后疼痛，尽力减少手术创伤，给予患者舒适照护等。但最重要的一点是，老年患者和家属要配合医院完成各项术前准备，不瞒报病情，尤其是脑梗死、脑血管意外等情况，共同努力把老年患者身心调整到最佳状态。

54. 麻醉剂量过量会加重老年衰弱的程度吗？

看到这个问题肯定会有很多老年人有疑问，"为什么医生会把握不好剂量，是技术不好吧！"事实上，麻醉医生对于剂量的把握要想达到"量身定制"的地步很难。麻药的耐受量因人而异，就像有的人千杯不醉，但有的人一杯即倒一样。言归正传，麻醉剂量过量，对任何人来说都是有影响的。尤其是老年衰弱者肾脏萎缩、重量减轻、排泄功能减弱，因此，药物代谢的速度和正常人相比，简直就像拖拉机之于小轿车，而且药物易致肾脏负担加重，甚至让肾脏"生病"，严重的还会导致急性肾损伤。有的麻药有"解药"，医生如果观察到此类麻药剂量大了，就会慢慢通过和它作用相反的药物来抵消原有的过量现象。但是有的药物没有"解药"，只能等待身体对药物的缓慢代谢，所以是有一定风险的。

但是老年人也不用过分担心，医生会对患者的身体做好全面评估，尤其是肾功能。对于慢性肾衰竭或急性肾病的患者，原则上应停手术（紧急救命手术除外）。近年来，随着血透的日益发展，有的慢性肾衰竭患者不再被严格要求停手术，但总体而言，肾功能不好的患者对麻醉和手术的耐受力是比较差的，但如果开刀就得承担相应的风险。

比起担心麻醉剂过量，其实麻醉医生反而担心麻醉剂量不足。麻醉剂量不足会导致疼痛控制差，对老年患者而言不仅身体遭受折磨，更会影响大脑功能、影响术后康复。一旦老年衰弱者决定手术，麻醉医生会无比谨慎，他们在选择麻醉药物时也会很讲究，会以尽量不损坏各器官功能为原则。针对肝肾功能不好的患者，麻醉医生也会尽量选择不经过肝肾代谢的药物；有一些药物起效时间比较慢、作用时间又比较长，医生会使用麻醉深度监测仪来精准拿捏给药量，避免药物过量或不足。总之，医护人员会使用"十八般武艺"，针对患者的身体情况进行麻醉和护理，让麻药给到"最佳剂量"，全力减少麻醉可能造成的风险。

55. 为什么麻醉前医生要问牙齿松没松、有没有义齿？

其实，在任何需要全麻的手术前，麻醉医生都会问"牙齿松没松、有没有义齿"，就怕麻醉气管插管时，松动的牙齿掉落下来堵塞气道，那就非常危险了，手术还没做呢，就得开始抢救了。即便掉落的牙齿没有堵塞气道，划伤也是很麻烦的。

老年人，尤其是老年衰弱者，在麻醉诱导时气道管理比一般人困难得多。老年人牙齿松动脱落较多，牙槽骨萎缩，面罩密合度较差，麻醉医生可能会用纱布或特制的支撑器填高或放置口咽通气管改善面罩通气。麻醉气管插管时，又难免会碰到牙齿，对于轻、中度松动的牙齿，医生还会用丝线帮助绑结实，但是，对于一看就保不住的太松动的牙齿，需要把这颗"不定时炸弹"提前拆除。

那义齿又该如何处理呢？一句话，平时可以摘下来的，手术前就摘下来。固定住的义齿不必处理，像体积较大且固定较好的义齿反而有利于保持较大的开口空间，有利于麻醉诱导插管。

有的人会问，我家老人上的是腰麻，不用气管插管，是不是就不用关注松动的牙齿了？虽然一开始麻醉方式是预先选择了腰麻，但是在术前、术中还是有一定改变的概率，建议未雨绸缪比较妥当，要知道老年衰弱者的手术风险较大，不确定因素更多，当面临千钧一发的抢救时机时再处理牙齿问题可能就来不及了。

56. 衰弱伴感冒的老年人还能做手术吗？

衰弱伴感冒的老年患者不能做手术。作为老年衰弱者的监护者，一定要建立这个概念：不是救命的紧急手术，千万别把感冒的老年人送去手术。

感冒有这么可怕吗？感冒又是怎么回事呢？普通感冒又叫上呼吸道感染，老百姓俗称"伤风"，70% ～ 80%由病毒引起，另有20% ～ 30%由细菌引起。各种导致全身或呼吸道局部防御功能降低的原因，如受凉、淋雨、气候突变、过度疲劳等都可以使原已存在于上呼吸道的或从外界侵入的病毒或细菌迅速繁殖，从而诱发疾病。老幼体弱、免疫功能低下或患有慢性呼吸道疾病的患者就是容易感冒的重点人群。也就是说，感冒可以看作是身体向你发出的"信号弹"：现在身体状态不佳，全身免疫与防御功能都比较弱，你该休息啦！

所以说，在感冒时，如果不是救命的手术，医生都会建议延期。如果感冒了还进行全身麻醉并进行气管插管或是喉罩通气的话，鼻、口腔病毒和细菌可能会被带入肺的深处，不仅增加肺部感染的概率，也会增加术后并发症发生的风险。当然这也分情况，像简单局麻的手术是没有什么问题的。

老年衰弱者和家属千万不要小看感冒哦！只要感冒了，无论轻重都要及时向医护人员汇报，可能一开始只是嗓子疼、头疼，其他症状并不明显，但是病毒和细菌已经开始伤害身体了，此时手术风险重重。像有些咳脓痰的患者，其实是已经合并其他病毒感染或继发细菌性感染，那必须及时治疗。对老年衰弱者来说，每次感冒可能都是一场小小的危机，等感冒好了，并且稳定3 ～ 5天再行手术更好。

57.衰弱老人术后"力"不从心，该怎么办？

随着年龄的增大，老年人身体功能逐渐下降，恢复功能也逐渐下降，老年衰弱者手术后往往会"力"不从心，那该怎么办呢？老年衰弱者可以进行早期功能锻炼，逐步改善全身血液循环，防止下肢静脉血栓的形成，促进伤口愈合，这也有利于胃肠道功能的恢复，增进食欲，减少腹胀。运动讲解如下。

（1）踝泵运动（图4-2）

1）作用：可以促进下肢静脉血液回流，预防下肢深静脉血栓。

2）方法：①取仰卧位，双脚保持自然状态；②双脚趾缓慢下压；③双脚趾缓慢恢复原状；④双脚趾缓慢上压；⑤双脚趾缓慢恢复原状，如此循环第②～⑤步。

❖ 踝关节主动屈伸锻炼：踝关节用力、缓慢、全范围的跖屈、背伸活动

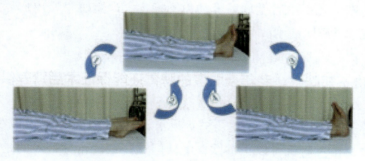

图4-2·踝泵运动

（2）抬臀运动（图4-3）

1）作用：可以促进胃肠蠕动，改善便秘，预防压疮。

2）方法：①可取仰卧位，双手掌自然着床；②保持双腿弯曲，脚掌着床；③依靠脚掌、手掌及腰部的力量将臀部缓慢抬起，保持5秒，臀部缓慢着床，此环节可循环。

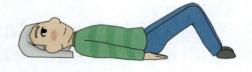

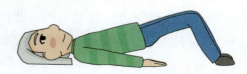

图4-3·抬臀运动

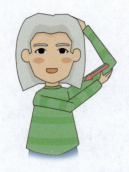

图4-4·患侧功能锻炼

（3）患侧功能锻炼（图4-4）

1）作用：可以避免患侧肢体瘢痕挛缩的发生，促进患侧肢体功能恢复及自理能力的重建。

2）方法：① 术后6小时全麻清醒后开始做五指同时屈伸握拳3～5分钟；② 肘部屈伸；③ 肘部抬高，保持自然位置；④ 做上举过头摸对侧耳朵动作，同时头部不要倾斜；⑤ 手放于枕部保持5分钟。

（4）早期下床活动

1）作用：早期下床活动可以增加肺的通气量，有利于气管分泌物的排出，减少肺部并发症；促进血液循环，防止静脉血栓；亦可避免肢体肌肉失用性萎缩；促进肠蠕动早日恢复，减少腹胀；有利于肛门早日排气，还有利于患者排尿或排便，防止尿潴留和便秘，提高患者的自我康复能力。

2）方法：按照床上—床下—床边—室内—室外的顺序循序渐进。早期离床活动并不是随意或无限制的活动，而是要根据患者的耐受能力适当进行，以不过度劳累为度。凡手术后循环系统动力不稳定、严重感染、出血后极度虚弱的患者，不宜过早离床活动。

58. "食不知味"，老年衰弱者的脾胃还能保证术后营养供给吗？

常规肺部手术采用全身麻醉的方式，麻醉清醒后6个小时就可以少量饮水，进食少量流食，排气后就可以正常饮食了。但这些饮食指导针对的是脾胃功能正常的术后患者。老年人脾胃虚弱，消化系统功能减退，气血不足，肾功能衰退，对食物的消化能力也逐渐减弱，所以老年人在饮食上有很多注意事项，那我们该如何保证营养供给呢？

（1）饮食宜缓。"我刚吃了几口粥全都吐了，现在一点儿也吃不下去了。"在临床工作中经常会听到患者这样的反馈。这时候应该暂缓进食，进食时也应该细嚼慢咽，这样有利于食物的消化与吸收。

（2）饭菜宜香，营养丰盛。选择优质蛋白质的食物（如豆制品、鱼肉、虾等），并注意色、香、味的搭配，提起对饮食的兴趣。鱼和虾相对于猪肉、牛肉而言更容易消化。

（3）饭后活动。一般情况下，术后第二天会鼓励患者早期下床活动，有两个目的：第一，早期下床活动有利于患者早期康复，促进血液循环，防止血栓的发生；第二，早期下床活动，适量的运动会消耗能量，有利于增加患者的食欲。老年患者的恢复速度本来就比年轻患者慢，自身的身体素质相对较弱，所以应该更加主动地下床多活动，增加活动量。

（4）良好的进餐环境。舒适的就餐环境、充足的光线、适宜的温湿度都可以促进食欲。

（5）正确的心理导向。俗话说得好"遇事不恼，长生不老"，所以说老年患者术后的心理素质对术后的康复有很大的影响，所以一定要有积极乐观向上的心态。千万不要因为恶心、呕吐而拒绝进食（如果呕吐十分厉害，医生会根据患者的情况给予止吐药物）。

遵循高蛋白质、高维生素、易消化饮食原则。此外，良好的心理向导和适量的活动也很重要。如果能遵循以上的饮食指导，能保证足量的营养供给，就不会再怕"食不知味"了！

神经系统疾病

59. 老年人频频出现颤抖、双腿迈不开的情况应如何处理？

老年人的肢体活动能力是远远不能与年轻人相比的。随着年龄的增长，可能会出现关节退化、肌肉萎缩等一系列的老年退行性变化，导致老年人走路变慢、腰也直不起来等方面的变化，但是家里的老年人如果出现一直颤抖、双腿迈不开的情况，千万不能忽视。

首先，我们需要明确原因。在发现老年人发生这样的情况时，应第一时间去医院进行就诊，明确原因，根据医生的诊断，排查脑血管病变，颈、腰椎病变，帕金森等疾病，在明确原因后，给予积极治疗。

其次，如果是因老年衰弱导致的功能弱化问题，我们需要给老年人准备辅具，如拐杖、助行器等，先保证老年人的安全问题，家属最好24小时陪同，避免让老年人一个人走路、起床等日常活动，防止老年人发生跌倒、坠床等意外事件，从而避免造成更加严重的后果。

最后，我们还需要关注老年人的营养状况，不管是年龄原因，还是疾病问题，老年人都需要注意饮食上种类齐全，荤素搭配，保持营养均衡。每天都需要摄入足量的谷类、蔬菜及水果，如没有肾脏、心脏相关疾病，保证每天6～8杯水的摄入。同时，因为老年人易发生骨质疏松，所以补钙也是很重要的，长期摄入奶类和豆类是补充钙质的好方法。在荤菜搭配上，主张以鱼、虾及瘦肉为主，而肥肉及动物内脏要限制摄入。

60. 老年人感觉"天旋地转"是怎么回事？

这是老年人常发生的一种症状，医学上称为"眩晕"，是老年人对空间定位障碍而产生的一种动性或位置性错觉。这不是一种疾病，而是由某些疾病引起的表现，比如耳石症、梅尼埃病、脑梗死或颈椎发生病变都会引起这样的表现。一般发生前没有征兆，老年人的感觉也各有不同，比如老年人感觉自身头脚颠倒，升降感、晕船感，无法站立，躺着也不敢睁眼睛，有些还会伴有恶心、呕吐、耳鸣等。在发生眩晕后，老年人和家属一般都比较紧张，不知道为什么会出现这样的情况。

老年人出现的这种"眩晕"与其本身的年龄、基础疾病相关性较大。因为随着年龄的增长，大多数老年人会发生血管硬化，出现血管狭窄，导致脑血管的血流量下降，脑部供氧、供血不足就会引发"天旋地转"的感觉。也有部分疾病如颈椎退行性病变（老年性病变），挤压颈部的椎动脉也同样造成脑供血不足引发此症状。还有耳石症、梅尼埃病等前庭功能（人体平衡系统的主要末梢感受器官）障碍同样会导致老年人有上述表现。

总而言之，如果家里的老年人有"天旋地转"的感觉，首先要去医院明确病因，排除一些严重的疾病，积极治疗原发疾病，同时，家属要做好老年人的心理疏导工作，避免因为紧张加重这种现象。

61. 针对失眠、多梦，可以做什么检查来明确原因？

我们常常听到"人年纪大了，觉就少了"这样的话，觉得老年人就应该睡眠少，其实这是一个误区，遇到家里老年人总说"最近睡眠减少，总是做梦"时，要引起重视。睡眠质量与老年人的健康息息相关，睡眠质量较好的老年人，身体状况比睡眠质量不高的老年人更健康。

随着医学的发展，睡眠不再是一个很虚幻的东西，除了人的主观感受，也可以通过做检查来明确病因。那么如果老年人出现了失眠多梦，一般建议患者完善多导睡眠脑电图检查。这是一种什么样的检查呢？这种检查是无创的，患者在睡觉前，技师将仪器导联线所连接的电极片贴在身体指定的位置，当患者睡着后，仪器所监测的睡眠状态将形成数据传到电脑上，主要用于记录和分析睡眠，通过数据正确地评估和诊断是否存在失眠。这不仅可以明确地分析患者睡眠的规律，还可以对睡眠障碍的类型做出准确的判断，对于诊断、鉴别诊断及以后的治疗会提供非常重要的依据。

目前，市面上的一些智能设备，如手环、手表、手机都可以进行"较简单、较初级的睡眠监测"，虽然数据可靠性有限（不可将其作为准确的医学检测依据），但是仍然可以当作睡眠质量的一个参考。如想做有诊断意义的检查，还需到正规医院做多导睡眠脑电图监测。

62. "老糊涂"当真是老了、糊涂了吗？

人们常把"老糊涂"作为认知障碍的代名词，认知障碍又称阿尔茨海默病，它是一种以记忆功能减退、认知功能障碍为特征的疾病，病情会呈进行性加重。

但是不是只要年纪大了，就一定会有认知障碍呢？老年，意味着衰老，衰老是人体正常的生理过程，就如同脸上皱纹逐渐变多、头发花白一样，但这些只是正常的老化，并不代表认知障碍。在老年群体中，事实上只有4%～5%的人会有认知障碍。年龄虽然是引起认知障碍的高危因素，但只是其一，性别、遗传因素、受教育程度、生活习惯、心脑血管疾病、头部有过外伤及环境因素等都是导致认知障碍的因素。此外，记忆力不好、健忘也并非一定是认知障碍，它们之间的最大区别在于良性健忘只是部分记忆减退，通过他人提醒是可以回忆起来的。而认知障碍者病情呈现进行性加重，容易完全忘记以前的事情，即使通过他人提醒也想不起来。

因此，"老糊涂"并不是老了、糊涂了，它其实是老年人比较多发的疾病。在家里，老年人出现经常丢三落四、连吃没吃饭也不记得，甚至在熟悉的环境中迷路时，家属须引起重视，尽早带老年人前往医院进行相关的检查，避免病情的进一步加重。

63. 老年人出现哪些情况需要警惕认知功能障碍?

随着年龄的增长,老年人的身体功能也在不断下降,少数老年人会出现一定程度的认知障碍。这种认知障碍是可以预防和治疗的。因此,大家要时刻关注家里老年人的认知情况,并且有必要了解一些认知障碍前的预警表现,以便家人尽早识别发现、及时送其就医。那么,接下来我们来看看认知功能障碍早期都有哪些表现。

(1)记忆功能减退,对新事物接受能力下降。当老年人刚开始出现认知障碍时,自己的日常生活一般不受影响,一般表现在反应比平常迟钝,注意力明显不集中。老年人会经常遗忘最近发生的事情,平日最熟悉的环境也会迷路。

(2)咀嚼困难,走路变慢。老年人的大脑会出现一定程度上的萎缩,萎缩症状稍微严重时,大脑容量会相对变小。这时老年人的行动力就会下降,比如走路变慢、咀嚼困难、动作迟缓等。

(3)作息时间紊乱。老年人可能出现作息时间明显的不规律、日夜颠倒的情况,这时就需要到专科医院进行检查,以利于早期进行诊断和治疗。

(4)遇事易抑郁焦躁。患病早期的老年人会与其以往的精明强干形成鲜明的对比,老年人的情绪会变得很不稳定,非常容易发脾气,经常因为一些小事而变得焦躁不安、害怕恐惧,并且对家人产生很强烈的依赖意识。

如果在日常生活中,我们发现家里老年人出现了以上表现,需要及时就医、积极治疗来延缓病情的发展。

64. 老年人发生脑梗死后要注意什么?

脑梗死是老年人发生率较高的一种疾病,随着年龄的增长,大多数老年人都会有高血压、糖尿病、冠心病等慢性疾病,而这些疾病恰恰是脑梗死的高危因素。因为脑梗死是一个高复发率、高致残率的疾病,所以发生脑梗死的老年人需要做的不仅仅是关注疾病本身,更要注意管理好这些"高危因素",避免疾病的复发,引起严重的后果。

(1)血压的管理。高血压的管理主要是预防心脑血管意外的发生,老年人的血管弹性不足，脆性较大，血压增高后不仅会引起脑梗死、心肌梗死等疾病，还会引起脑血管出血性疾病，所以我们应该让老年人学会自我监测血压的方法，每日清晨醒后在床上平躺30分钟，遵守"四定"（定时间、定体位、定部位、定血压计）原则，按时服用降压药，如在监测过程中发现血压降低或高低不稳的情况，应于门诊就诊更改药物，切忌自行停药或变更药量。

（2）血糖的管理。老年人患糖尿病时，临床常以血糖升高为主要表现，老年人发生脑梗死后应严密注意血糖的变化，我们应该教会老年人或家属监测血糖的方法，常规监测老年人的空腹血糖，观察血糖的变化，除了按医嘱给予降糖药物的治疗，我们还应该"管住嘴，迈开腿"，既要做好饮食管理，也要做好运动计划，可少食多餐，避免摄入高糖分水果，比如榴莲、杧果、荔枝等尽量不吃，饭后可陪同老年人进行适量的运动，比如散步、打太极拳等，如果脑梗死后老年人发生肢体功能障碍，更应控制入量，协助老年人进行被动的运动锻炼，以便增加运动量。

（3）建立良好的生活习惯。吸烟、饮酒、作息不定、过于劳累，喜欢吃高糖、高油的食物，这些都是脑梗死的高危因素，这些不良的生活习惯，在老年人中或多或少都存在，所以在发生脑梗死后，一定要规劝身边的老年人进行生活习惯的改变，戒烟、戒酒，保持良好的作息时间，进食清淡易消化的食物，改变这些习惯并没有那么容易，我们要陪在老年人身边，给予适当的鼓励及相应的奖励，增加老年人的信心与动力。

（4）注意"及时发现"。同样，脑梗死是一种具有高复发率的疾病，发生脑梗死的老年人尤其要重视，在之后的康复过程中及时发现自己的异常情况，老年人及家属牢记"FAST"原则，即F(face)：每天在照镜子时看看自己面部的表情，双侧面部是否对称，有没有发生嘴角歪斜的情况；A（arm）：双上肢平举时能不能保持同一高度，有没有出现无力、下垂的情况；S（speech）：让老年人说出家里的住址及电话，看看能不能清楚准确地表达，有没有出现口齿不清的情况；T（time）：如果出现前面的表现，家属要牢记老年人发病的时间，及时拨打"120"急救电话，切记争分夺秒，为后续的治疗争取宝贵时间。

65. 如何区别老年衰弱者是发生了脑梗死还是脑出血？

衰弱与多种老年疾病之间都存在联系，发生率随着老年人年龄的增高而增高，尤其在一些风险极高、后果较严重的疾病中，更应警惕。脑梗死或脑出血就是这类疾病的代表，在老年衰弱人群中发生率非常高。老年人大多数都有高血压、糖尿病等基础疾病，这就大大增加了脑梗死和（或）脑出血的风险。那么在家里时，又该如何区别老年人是发生了脑梗死还是脑出血呢？

■ 从平时表现来看：脑梗死是一种缺血性疾病，伴随症状有头晕、四肢活动没有力气等，所以一般在发生脑梗死前，老年人可能会说最近总会出现一阵一阵的头晕，走路时下肢会觉得没有力气；脑出血则是一种出血性疾病，老年人一般在发病前不会有什么特殊的感觉，按时监测血压的老年人会发现发病前的血压会较平时偏高。

■ 从发病的时间来看：脑梗死的发生一般在夜间睡眠或晨起安静时，在这个时候血液的流动比较慢，在经过血管狭窄的地方，容易因血液过于黏稠或携带小栓子（脂肪栓子或血液栓子）造成梗阻；脑出血则相反，会发生在情绪激动的时候，情绪激动时造成血压急剧增高而导致脑血管破裂。

■ 从发病时的临床表现来看：脑梗死发病时，老年人一般会出现恶心、呕吐、头疼、头晕、说不出话，一侧或双侧肢体活动受限，但老年人意识清楚，交流没有问题。脑出血多因情绪激动、用力过猛等原因而发病，发病时老年人会突然感到头痛，并伴有恶心呕吐的症状，而且可能会发生没有意识、无法交流的情况。

所以，日常通过对医学科普知识的学习，不仅能帮助老年人及其家属重视衰弱与各类疾病之间的联系，更能促进康复过程中各类支撑因素的科学认知，帮助老年人加速居家期间的康复进程。

66. 衰弱为什么会加重老年人发生颅内血管阻塞的风险？

脑梗死是一种常见的中老年疾病。随着年龄的增长，血管内垃圾会逐渐增多，当血管内斑块积累到一定程度，就可能会堵塞血管。一般来说，血管堵塞不足70%时，人体没有任何感觉；当堵塞超过70%时，情况较严重后，人体才会有不良感觉，所以脑梗死常被称为"隐形杀手"。

由于老年衰弱人群正常生理功能的减退，免疫及防御能力也随之下降。老年人消化吸收功能及代谢异常，易使其患高脂血症、糖尿病等，这些疾病同时也会加速脑部动脉的硬化，并使血液黏性增加，血液流速减慢，促发颅内血管交通堵塞，即发生脑梗死（图4-5）。

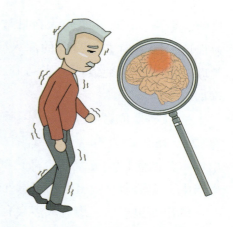

图4-5·老年人颅内血管阻塞发生部位

对于老年衰弱者来说，平时更要多重视脑血管的养护，哈佛大学的专家研究发现：如果每天饮用含糖饮料1～2杯，会增加心脑血管患病风险；长期摄入高脂肪食物，会导致血管里的脂肪越来越多，血管老化也越来越严重，这就容易引起血管堵塞。老年患者摄入过多的盐分，会诱发高血压，增加血管的压力，使血管壁变脆。食用油在经高温加热后，会产生分子结构变化，部分脂肪酸变为反式结构，会增加心脑血管疾病的发生；同时摄入过多的油脂，会造成血管中三酰甘油含量过高，导致血液黏稠。因此，老年人在生活中要低盐低脂饮食，同时还要适当运动，保持心情舒畅、情绪稳定，如果吸烟，还请戒烟哦！

67. 老年衰弱者合并高血压脑出血该如何防治?

衰弱和高血压是两个和年龄增长相关的重要老年健康问题，均增加了老年人不良结局发生的风险。衰弱是死亡的重要危险因素，同时还与残疾、跌倒、骨折、抑郁、认知障碍相关。高血压是心脑血管疾病的重要危险因素，并且与一些血管疾病、认知障碍、肾脏疾病和死亡风险增加相关（图4-6）。

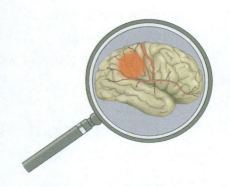

图4-6·脑出血部位

高血压是一种较为常见的慢性疾病，但是有很多患者疏于对高血压的控制，而导致自身病情持续加重，严重到一定程度后，就会出现脑出血，高血压脑出血是一种非常严重的疾病，发病率高、致残率高、死亡率高，会给患者造成永久性的伤害。

老年人因为年龄增长，身体的代谢能力随之下降，患有高血压等疾病的风险也更高，因此，老年人在日常生活中，相比于中青年人，具有更高的脑出血风险。随着对老年衰弱的深入研究，科学家发现衰弱与高血压之间也存在关联。有科学研究表明，当高血压患者合并衰弱时，患者的死亡风险将明显增加。

这可不是危言耸听，《中国脑出血诊治指南》数据显示，在10万个人中，有12～15名高风险老年人可能存在脑出血的隐患，可不要小看这个数据，脑出血本身的急性病死率甚至高达40%，对生命的威胁极大。因此，家属在日常生活中，应学会对脑出血的应急处理，关键时候甚至能够挽救老人的生命。

脑出血出现前，患者大多会有怎样的表现？

（1）眼前会突然且频繁地发黑。我们的眼睛在工作时，会由视觉神经连接大脑进行操控，并且接收信息，如果存在脑出血的前兆，证明脑内已经出现了微微渗血的情况，大脑血块压迫到视觉神经，进而就会出现这种眼前突然且频繁发黑的情况。

（2）某处肢体突然失去知觉。身体的四肢和运动是通过大脑操控的，如果存在脑出血的前兆，则大脑神经被压迫的概率很高，其中就包括运动神经。

（3）说话突然结巴。和大脑的运动区域一样，同时也存在语言区域，当脑出血出现时，大脑供血不足，语言神经系统也会没有办法控制，导致患者出现发音不准、口齿结巴，甚至失语。如果家里的老年人出现类似的症状，尽快送往医院治疗才是最优选择，以免造成更进一步的脑出血损伤。

老年人突发脑出血，急救时要做好以下这几步。

■ 第一步：先让老年人就近侧卧，打开胸腔和器官的呼吸通道，保证老年人正常的生命体征，与此同时，可以将老年人的头部偏向一侧，让舌头侧偏，以免将呼吸道堵塞。

■ 第二步：对头部进行物理降温可以选择如冰块、雪糕、水袋等温度较低的冷源，然后将其用毛巾包裹，放在患者头上降温。切记手脚要轻些，尽量不要导致磕碰的情况出现。

■ 第三步：再一次确保呼吸道畅通。如果患者已经处于昏厥休克状态，最好轻轻地将其舌头拉出，以免长时间舌头后坠，阻碍呼吸，造成生命危险。在这几步做完以后，家属也可以适当地给老年人测量生命体征数据并且记下，用作之后医疗人员的急救参考，提高抢救的效率。

最后提醒大家：血管千万条，预防第一条，一定要管住嘴、迈开腿！

心血管系统疾病

68. 心血管疾病为何"钟爱"老年衰弱人群?

心血管疾病已成为危害老年衰弱者生命的重要危险因素。那么,心血管疾病为何"钟爱"老年衰弱者呢?

首先是由于心脏功能的退化。老年人随着时间的推移,身体功能在不断弱化,心血管系统出现结构和功能变化,影响内皮、血管平滑肌细胞及血管壁的细胞外基质,不仅导致心血管事件和脑卒中,而且导致衰弱、功能减退和认知损害。这种时候心脏更容易受到外界刺激,从而引发相应的病变。并不是每一个老年衰弱者都会出现心脏功能退化的问题,但是心脏功能退化是较为普遍的现象,所以也就是引发老年衰弱者心脑血管疾病的主要因素之一。

其次是大脑功能的退化。脑退化是步入老年后的一个常见问题,这是因为大脑长期保持工作状态,到了老年之后,如果没有注意"保养",内分泌系统的改变,也就容易影响到大脑的功能。各种神经系统疾病,比如帕金森病和认知障碍就是老年人群会出现的神经系统问题。这些问题会增加脑部的组织和血管负担,这样在受到外界刺激之后,就更容易引发老年衰弱者出现相应的脑血管疾病。

最后是血管系统退化。除了脏器的退化,血管系统的退化在老年衰弱者身上也是比较明显的,因为血管肌层萎缩缺乏弹性,到了老年之后就会出现大量的纤维化组织,从而引起局部动脉壁硬化或出现循环受阻的表现。即便是老年人的心脏和脑部都没有明显的功能退化,但是长期受到血液系统的影响,也容易导致功能异常,这种时候同样可能会导致心脑血管疾病出现。

以上就是心血管疾病为何"钟爱"老年衰弱者的原因。老年衰弱者容易被各种疾病侵袭,所以在日常生活中要做好保健工作,一旦发现异常,一定要及时去医院检查。

69. "心""力"两衰的老年人只能卧床静养吗?

老年衰弱者得了心力衰竭就会处于"心""力"两衰的状态,此时他们往往往会选择卧床静养，不敢运动。这是为什么呢？一是年龄与体力因素——"力衰"，老年衰弱者体力不支，腿脚不灵活，活动吃力，担心活动发生跌倒等；二是疾病的因素——"心衰"，运动会增加心肌耗氧量、心率加快，心衰后容易出现气促、呼吸困难、胸闷等不适症状，运动不当还会加重心衰。那么，"心""力"两衰的老年衰弱者就只能卧床静养了吗？

其实很多科学研究都表明，有心力衰竭的老年衰弱者虽需要注意休息，但无须一直卧床静养，应根据情况进行适度的运动康复训练。适度的运动康复训练不仅能减少长期卧床静养导致的深静脉血栓、肺部感染、消化功能减退、肌肉萎缩等并发症的发生，更能改善心肺功能，提高运动耐量，降低再住院率、改善老年衰弱者的生活质量。

那怎样的运动康复训练是适合有心力衰竭的老年衰弱者呢？首先要掌握开始运动的时机。老年衰弱者在心力衰竭急性期，如有呼吸困难、明显气喘时，应卧床休息，避免运动增加心脏的负荷，加重心力衰竭的症状。病情稳定后，可以慢慢增加活动量，开始运动康复训练。其次要选择合适的运动方式。运动方式的选择一般根据老年衰弱者自身的情况，以舒缓的有氧运动为主，避免激烈运动。只能卧床的老年衰弱者可以在家人的帮助下做床上的被动运动和主动运动，如手部运动、直腿抬高运动、踝泵运动、坐式八段锦等。能下床的老年衰弱者在家人的看护下尽量选择床下运动，从床边小坐逐步增强到散步、慢走、太极拳、立式八段锦等。再者要控制好运动的时间及强度。老年衰弱者的运动时间和强度要适当短些并注意循序渐进，一开始可以每次5～10分钟，每天2～3次，逐步增加到30分钟左右，每周3～5天，每次运动以无疲劳感为宜。在运动前要注意增加5～10分钟的热身运动，运动后进行5～10分钟整理运动。最后要注意运动的终止指征。老年衰弱者在运动过程要注重心率变化及不适症状，如每分钟运动心率超过静息心率20次以上或出现胸闷、气促、呼吸困难、出大汗等不适症状应立即停止运动，给予休息。

生命在于运动，运动在于科学，"心""力"两衰的老年衰弱者只要掌握科学运动观，依然能做到运动无止境。

70. 高龄老人发生心肌梗死与衰弱有关吗？还能做手术吗？

"老"是正常的生理过程，而衰弱则与疾病、体能下降等有关。衰弱没有统一的定义，目前认为是由多种原因引起的一种临床综合征，以力量和耐力下降、生理储备功能降低、对抗外界应激能力减弱为特点，较小的刺激可引起并发症、不良事件、疾病等问题，所以高龄老年人心肌梗死发生与衰弱是有关联的。

冠心病是冠状动脉粥样硬化导致血管腔狭窄或阻塞，引起冠状动脉供血不足，造成心肌缺血、缺氧或坏死的一种心脏病。冠心病手术分为两种：一种是冠脉支架植入介入微创治疗，另一种是外科搭桥治疗。一旦发生急性堵塞，常常需要尽快开通闭塞的血管，挽救梗死的心肌细胞。

那么到底还能不能做手术？答案是肯定的。老年人如果发生急性心肌梗死，要及时送到有做急诊冠脉支架植入手术治疗的医院，最好能在两三个小时之内送达，急诊做冠状动脉造影+冠状动脉支架植入手术，开通闭塞的冠状动脉，这是最佳的治疗方式。

如果没有做急诊心脏支架手术的条件，可以在监护下做溶栓，溶栓之后尽快转到有条件做冠脉支架植入手术治疗的医院治疗。进行手术治疗之后，还需要长期口服药物进行规范的冠心病治疗。

71. 老年衰弱者心肌梗死后，该如何"养心"？

随着生活水平的提高及人口老龄化的加重，老年衰弱者心肌梗死的发病率逐年增高，常见的治疗方法是植入支架，这是一种介入治疗，直接把特制的支架送到堵塞的血管处，撑开血管增加供血。通常情况下，有过心肌梗死病史的患者，再次心肌梗死的发病率依然很高，尤其是老年衰弱者，我们应该注意以下几点。

（1）老年衰弱者应控制好基础疾病。老年衰弱者常规合并高血压、高血脂、糖尿病等多个危险因素，属于心血管疾病高危人群，所以平时要注意饮食、合理用药、适量运动等。

（2）老年衰弱者应提高服药依从性。心肌梗死后一定要按时按量服药，比如阿司匹林、氯吡格雷或替格瑞洛、他汀类等药物，但是因为老年衰弱者可能同时患有多个系统的疾病，服用药物种类和数目较多，可能会出现漏服药或补服药，还有的老年人会把胶囊、药片磨碎变成粉末状和茶水、果汁等混服，改变服药时间和药品性状，这样都会影响药效，发生不良反应。

（3）老年衰弱者的消化系统功能减弱，饮食应清淡易消化，低盐、低脂，坚持少量多餐的进食理念，忌饱餐，还要戒烟、限酒。

（4）老年衰弱者避免便秘。老年衰弱者行动不便、运动相对较少、胃肠道动力也减弱，因此便秘十分常见。临床上，因便秘时用力屏气而导致心肌梗死的老年衰弱者并不少见。因为在用力排便时，会导致腹内压、血压升高，此时心脏的负担也会加大，容易诱发心肌梗死。所以，排便必须引起老年衰弱者足够的重视，要保持大便通畅。

（5）老年衰弱者应保持循环良好。老年衰弱者秋冬季除了容易出现手脚冰凉的情况，更容易因为气温降低、血管收缩，出现心绞痛、心肌梗死等紧急情况，若处理不当，还有可能造成生命危险。所以，老年衰弱者应该注意保暖，可以用温水泡脚等。

（6）老年衰弱者警惕记忆力减退、反应迟钝。同时，也有一些是独居老年人，很多生活习惯也已根深蒂固，很难做到长期有效的自我管理、自我约束。尤其是在出院后，不能因为没有任何的不适症状就自行停药或听从别人的建议更换药物，一定要在专业医生的指导下，定期复查，并且按时服用药物。

（7）老年衰弱者忌情绪化。情绪波动大会使其心跳速率加快，引起血管收缩等，严重的话可能会直接造成心肌缺氧缺血，从而导致心肌梗死。所以在日常生活中，老年衰弱者需要时刻放松心情，保持积极乐观的心态，让其再次发生心肌梗死的概率降低。

近几年，随着我国医疗水平不断进步与发展，急性心肌梗死的病死率也大大降低，合理有效的治疗大大提高了老年衰弱者的生命质量和生活质量。但是如果老年衰弱者再次发生心肌梗死，其病死率比首次发生的要高得多，而且发生猝死的概率也显著增加。由此可见，心肌梗死后的老年衰弱者必须认真对待，尤其是出院后，切不可掉以轻心，要积极预防心肌梗死再次发生，远离死亡的"魔爪"。

72. 如何预防老年衰弱者的心血管堵塞？

心血管疾病是在老年人群中最为常见的一类慢性病，其中心血管堵塞最具代表性。由于老年人反应迟钝或症状不明显，一旦发病仅表现为一过性胸痛、胸闷症状，不被重视而延误治疗，其实极有可能已发生急性心肌梗死，严重者甚至危及生命。

衰弱是在生理、认知、社会心理及营养四个方面出现不同程度功能下降的一种综合征。临床上，衰弱患者常表现为虚弱、疲惫、活动量下降、体重减轻等症状。越来越多的研究发现，衰弱和心血管疾病关系密切，两者有部分相同的发病基础。如何有效预防衰弱患者心血管堵塞发生，是众多老年人较为关注的问题，也是维持其身体健康的重要保障。

（1）遵医嘱规律服药。对于心血管堵塞患者，药物治疗是保命和延寿的，没有医生的医嘱千万不能随意停药和减药。

（2）保持情绪稳定、规律生活、合理饮食，戒烟、限酒。心血管堵塞的影响因素有很多，有些因素我们无法改变，比如遗传、年龄等。我们能改变的是生活方式，要养成科学的生活方式。那么，怎样改变生活方式呢？首要就是"管住嘴，迈开腿"。要少量多餐，多吃新鲜蔬菜水果，少吃盐，少吃油，尽量不要吃动物内脏和腌制品，多吃白肉，少吃红肉，红肉包括猪、羊、牛肉等，颜色红、热量高，白肉指鸡、鸭、鱼肉等，热量低。同时吸烟也是引起心血管堵塞的危险因素，酗酒会增加血管硬化，所以平时生活中要注意戒烟、限酒，多饮水，帮助疏通血管。除了饮食，还要注意减轻心理压力，多与人沟通，听一些轻松的音乐，帮助舒缓压力，学会放下，调节好心态，保持情绪稳定。老年人要尽量做到"三好"：良好的性格、良好的心情、良好的人际，这些都好了，心情自然也就好了。

（3）劳逸结合，适当户外运动。老年人可以根据自身情况做一些力所能及的家务或有氧运动。运动类型根据个人喜好，如散步、慢跑、打太极、瑜伽、游泳等，尽量避免无氧运动，像短跑、举重、跳高、跳远、潜水等。运动强度根据自我感觉，可微出汗，但无不适，运动适宜心率等于170减去年龄，运动过程中有任何不适感觉，应立即停止。运动时间宜晚不宜早，早上6∶00—9∶00是心血管疾病发作的高峰期，所以应尽量避开晨间运动，一般安排在下午或傍晚为宜。运动持续时间，建议患者每次45～60分钟，运动前可以先做15分钟热身，再进行20～30分钟有氧运动，10分钟冷静期，5～10分钟放松期，运动频次以每周3～5次为宜。这样适当运动，既得到了锻炼，也提高了机体免疫力。

73. 放了心脏支架是否会加速老年人发生衰弱？

植入心脏支架目前是老年人急性心肌梗死或严重冠心病最为常见的治疗手

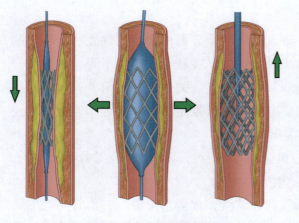

图4-7·心脏支架放置过程图

段，对于高龄、身体条件较差、不能耐受外科开刀手术的患者，已成为首选治疗。心脏支架作为近10年来新兴的治疗手段，以其"微创"特点著称（图4-7）。如果发生心肌梗死，支架是救心肌和救命的，支架可以扩张开被血栓堵塞的血管，"杀出一条血路"，让心肌恢复血液供应，这时，支架是救命的最佳选择。

那么放了支架，是否会加速老年人发生衰弱呢？答案是会的。

有很多老年人会发现，做了支架手术后，身体竟然变得虚弱。首先，是与自身身体素质有关。与年轻人相比，老年人体质变差，抵抗力下降，容易受到病症影响。其次，老年人一旦出现心脑血管疾病，出现堵塞的程度也比常人加重。同时伴随着胸痛、胸闷症状，心慌、心悸感觉会更加明显，尽管做了支架，会发现呼吸更加不畅，导致整个人体力呈现出下降状态。放支架导致了老年人身体功能降低和不良后果的脆弱性表现，身体对外界刺激的对抗能力相对减弱，如此一来便加速了老年人发生衰弱的进程，一些微小的诱因就可以引起健康状况发生显著改变和失衡。

74. 衰弱对心血管疾病患者有哪些影响？

人至老年，身体各项生理功能随之衰退，老化速度加快，衰弱综合征也越来越常见。

随着年龄的增长，老年人罹患心血管疾病和衰弱的比例显著增高，80%以上的老年人中，心血管疾病的患病率高达89%～90%。高龄老年心血管疾病患者的住院时间更长，住院后出现功能下降、失能，甚至死亡的比例显著升高。越来越多的研究发现，衰弱综合征与老年人心血管事件的发生有着莫大关系，衰弱发生率增加，心血管疾病发生率亦增加。两者之间是相互依存的，具有共同的发病基础，均与体内炎症通路的激活、内分泌和代谢途径增加、凝血功能失调、免疫损伤有关，合并衰弱患者的炎症标志物和成纤维细胞生长因子23升高，胰岛素抵抗、氧化应激水平增加。两者相互交织，相互影响。

有研究证据表明，不同形式的心血管疾病患者衰弱的高发生率与不良临床结局密切相关，包括死亡、心肌梗死、脑卒中和血管疾病等。相比非衰弱患者，衰弱患者的主要不良心血管事件发生风险增加77%，其中急性心肌梗死、卒中、周围性血管疾病、冠状动脉疾病的发生风险分别增加95%、71%、80%、35%。

呼吸系统疾病

75. 衰弱老年人遭遇肺（癌）变怎么办？

肺是人体的呼吸器官，是气体交换的场所，不断地吸进空气、排出浊气，起到维持生命的呼吸活动。衰弱老年人由于生理储备下降，维持能力下降，承受能力下降，当遭遇"肺"（癌）变，又由于肿瘤长期的慢性消耗，肿瘤的广泛转移导致机体功能紊乱，老年衰弱者无论从心理还是生理上都在忍受着巨大的痛苦，老年衰弱者应该如何减轻心理负担、摆脱情绪困扰、改善生活质量以延长寿命呢？

（1）了解心理问题。老年人虽然可以理解衰老是不可抗拒的规律，却不希望别人说自己衰老，且都希望自己健康长寿，又因为疾病缠身，自然会想到死亡，心理、生理上比较脆弱，特别是刚刚确诊时，患者及家属难以接受，是悲观消极的态度。

（2）心理调节方法

1）语言疗法：老年衰弱者大多数情绪可因外界因素影响加剧，也会因此而好转，所以可以主动向护士倾诉并表达自己真实的内心，这样也让医护通过与患者交谈及时捕捉信息，达到双赢。

2）发泄疗法：绝大多数肺癌患者有较明显的焦虑、抑郁、紧张、愤怒和担忧等情绪，老年人多与医护聊天、沟通，在推心置腹的谈心中释放郁闷，宣泄不良情绪，减轻思想负担，消除顾虑，保持良好的心情。

3）信心疗法：很多老年衰弱者存在悲观失望情绪，认为患了癌症等于被判了死刑，可以向医护了解现代高科技的诊疗、治疗技术及新抗癌药等，相信现代医学技术完全能治好自己的疾病。

4）心理疗法：对于马上要手术的老年衰弱者，可以与已痊愈的病友交谈，坚定手术会成功的信念，并学习如何配合完成术后的康复，树立战胜疾病的信心，以良好的心态面对手术。

5）转移注意力：往往过度关注病情会带来不良情绪，将不愉快的事情忘掉，分散注意力，做一些力所能及的事，培养有益于身心健康的爱好，如种花、养鸟、书法、美工、听音乐及适量的运动，将注意力转移到兴趣爱好中来，放松身心，活跃身心，不良情绪会逐步得到改善。

76. 老年衰弱与肺病有何联系？

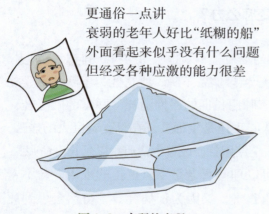

更通俗一点讲
衰弱的老年人好比"纸糊的船"
外面看起来似乎没有什么问题
但经受各种应激的能力很差

图4-8 · 衰弱的表现

衰弱，是介于健康和疾病的中间状态，能够客观地反映老年人的慢性健康状况。衰弱和老年人的失能（丧失生活自理能力）、认知障碍、活动功能下降、睡眠障碍等关系密切，同时也会增加肺炎的风险（图4-8）。

老年人肺炎之所以高发，与其生理功能减退密切相关。

（1）老年人上呼吸道黏膜、咽部淋巴组织气管及支气管黏膜上皮和腺体等组织都会不同程度地萎缩，使呼吸道防御功能明显减退。

（2）呼吸肌力量减退会使咳嗽乏力，加上小气道张力降低、狭窄甚至塌陷，造成痰液不易排出。

（3）机体抵抗力下降（比如感冒、发热、过度劳累），平时寄生在口咽部处于平衡状态的菌群，容易发生失调，致使病菌大量繁殖，而老年人往往吞咽反射功能减退，从而使这些细菌被吸入或呛入肺部。

（4）若老年人患多种慢性病，身体很虚弱，就更会促使肺炎的发生。老年人要充分重视肺炎，原因如下。

1）老年人肺炎症状不典型，可能仅仅表现为疲乏、无力等，这样常常被误认为普通的感冒。

2）老年人患上肺炎后，如果没有得到及时有效的控制，会出现肺炎并发症，发展成重症肺炎甚至导致呼吸衰竭。

3）老年人肺炎的治疗手段有限，很多治疗肺炎的抗生素在老年人中应用会因受到不良反应的局限，导致无用武之地。

77. 老年衰弱与慢性阻塞性肺疾病有何关系？

衰弱是老年人患病前的一种状态，是介于健康和疾病的中间状态，能够客观地反映老年人的健康状况，往往发生于某种慢性病的后期，由慢性病病程长、老人身体不耐受所引起，常见的慢性病有冠心病、脑卒中、慢性阻塞性肺疾病、糖尿病等（图4-9）。

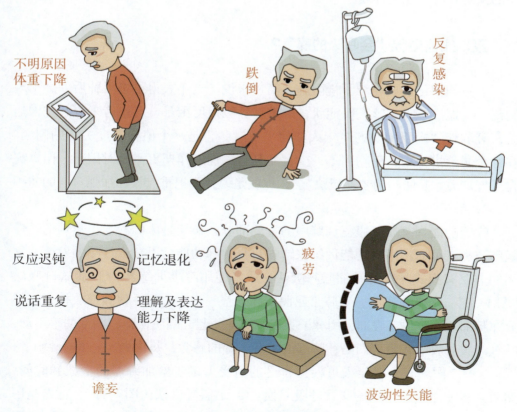

图4-9·老年衰弱的征象

慢性阻塞性肺疾病常被简称为"慢阻肺"（COPD），是我国老年人群中最易发的疾病，被称为"第四隐形杀手"，得了慢阻肺的老年患者常常会出现气促，并伴有喘息、胸闷、咳嗽加剧、痰量增加、痰液颜色或黏度改变，以及发热、精神不振、疲乏等症状，老年患者抵抗力不断下降，进而导致衰弱的发生，而慢阻肺的老年患者出现衰弱后，症状会更加难以控制。

"慢阻肺"患者与衰弱相关的因素包括年龄、体质指数、"慢阻肺"的病程、肺功能的分级和症状，其中年龄是公认的衰弱首要危险因素，衰弱患病率的总体趋势是随着年龄的增长而增加，女性患病率高于男性。体质指数低的老年慢阻肺患者更容易出现衰弱，说明营养状况的好坏对慢阻肺的康复也非常重要。而病程和肺功能的分级也与衰弱有密切的关系，老年慢阻肺既是衰弱的高危人群，出现衰弱后又反过来严重影响慢阻肺的康复，从而形成恶性循环。因此，得了慢阻肺的患者应及时到医院进行正规治疗，只有肺康复了，对老年衰弱的预防和治疗才更有效。

78. 如何拯救"会呼吸的痛"？

上一问中已简要介绍了慢阻肺，简单来说，老年人得了慢阻肺后，会出现胸闷、气短、咳嗽、咳痰等症状，严重者呼吸极度困难，对患者来说，非常痛苦，衰弱伴"慢阻肺"的老年人如何平安过冬，是一个值得高度关注的问题。在综合防治措施中，药物固不可少，尤其是急性发作期更需及时用药。但提高自身抵抗力才是防治的"终极法宝"，也就是说，要把重点放在加强自身的防护上，"拒敌于门外"才是上策。

呼吸功能训练属于康复训练中的重要部分，长期卧床的和老年衰弱的"慢阻肺"患者可通过呼吸功能训练来增强自身的肺功能，以减少气喘的发生。常用的方法有腹式呼吸法和缩唇呼吸法，或者使用呼吸训练器。① 腹式呼吸法（图4-10）：平坐在床上，双膝半屈曲或膝下垫一个小枕头，使腹部放松，一手放在胸部，一手放在腹部，用鼻子吸气，腹部凸起，膈肌松弛，胸部的手不动，呼气时腹肌收缩，腹部凹陷，腹部的手有下降的感觉，每次做5～15分钟，每天以5～7次为宜，老年人可根据自己的耐受力逐步增加练习的次数和时间，然后逐步使之成为自然的腹式呼吸习惯。② 缩唇呼吸法（图4-11）：首先是用鼻子吸气，嘴巴呼气，呼气时嘴巴缩成像吹口哨一样，使气体通过缩窄的口型缓慢呼出。吸气与呼气时间比为1∶2或1∶3，也就是呼气时间要比吸气时间长，每分钟做7～8次，每天锻炼2次，每次10～20分钟，原则就是要做到深深地吸气，缓慢地呼气，缩唇的程度以老年人不感到费力为宜。

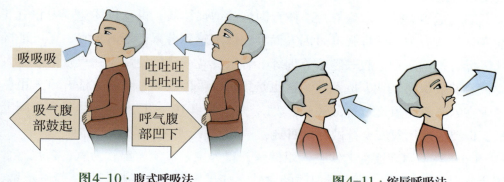

吸吸吸

吸气腹部鼓起

吐吐吐吐吐吐

呼气腹部凹下

图4-10·腹式呼吸法

图4-11·缩唇呼吸法

如使用呼吸训练器进行呼吸锻炼，老年人应当在医生的专业指导下进行。呼吸训练器须持久练习，才能有效提升肺部功能。老年人慢性呼吸道疾病的稳定期和康复期比较适合此种锻炼方法，在疾病的急性发作期，可暂停使用。

79. 老年衰弱者如何预防"老慢支"的进展？

"老慢支"即慢性支气管炎，虽然不是一类恶性疾病，但迁延不愈，会造成气道不可逆的阻塞，导致老年人的活动能力逐渐下降。

慢性阻塞性肺疾病更"青睐"老年人，因多数老年人伴随基础疾病，比如"老慢支"、肺气肿等；或者爱好吸烟，也或长期处于空气污染严重的环境内，如风沙、雾霾、粉尘、二手烟等。针对这些原因，如何预防"老慢支"的进展呢？

（1）注重预防感冒。感冒是引起多种疾病的诱因，老慢支也不例外。据科学数据统计，老慢支患者感冒后90%以上可引起急性发作，因此，预防感冒很重要。

（2）情绪要稳定乐观。要有平和的心理，经常保持稳定的情绪，精神要愉快乐观，避免紧张、焦虑、忧郁等不良因素的刺激，树立战胜疾病的信心，积极配合治疗，促进疾病的康复。

（3）改善居室环境、居室要安静。卫生清洁，无烟尘污染，阳光要充足，定期开门窗，保持空气新鲜，而且要有良好的温度和湿度，温度不宜过高或过低，最好控制在16～20℃，相对湿度在45%左右，不要在室内养宠物。

（4）绝对戒烟戒酒。香烟的烟雾能使支气管上皮受损，导致肺的防御功能降低，加重呼吸道感染，诱发急性发作。而酒精能生湿、积痰，刺激呼吸道，使病情加重。

（5）适当锻炼、家庭氧疗。体育锻炼能增强体质，提高机体免疫力和对气候变化的适应力。锻炼强度可因人而异，以不感到劳累、舒适为宜，还可进行呼吸操、扩胸运动、腹式呼吸等训练。有条件者或已经使用家庭氧疗的老年人要注意有效保持长期家庭氧疗，这也是预防呼吸困难最有效的方法。可采用鼻导管在家吸氧，氧流量每分钟1～2 L，每天吸氧10～15小时，尽量在夜间吸氧，但要注意用氧安全，做好"四防"——防热、防震、防火、防油。

（6）科学调理饮食。饮食应以健脾开胃为主，清淡、温软为宜，多吃富含维生素、微量元素、优质蛋白质的食物，如羊肉、禽蛋、豆制品、新鲜蔬菜、水果、干果等。禁食咸辣、燥热之物。

（7）合理用药，防治结合。老慢支在缓解期应以养生健身，增强机体抗病能力为主，要在医生指导下服用中药调理，在急性发作期应控制感染，合理使用抗生素。对卧床患者要及时采取排痰措施，以防阻塞气管，引起继发性感染。

以上就是关于老慢支的一些主要预防措施，在日常生活中要注意以上几个方面，从生活习惯入手，只有这样才能更好地预防"老慢支"的发生。一旦患病也要及时治疗，不能耽误治疗病情。

80. 老年衰弱者为什么要警惕"肺心病"的发生？

肺心病是肺出现了问题累及心脏，还是心脏出现问题累及肺？这个疾病的发生受老年衰弱影响吗？医学上把肺心病称为肺源性心脏病，是肺部出现了问题，导致心脏发生了病变。前面讲到老年衰弱者常常伴有一些慢阻肺、慢性支气管炎等呼吸相关的疾病，但如果反复发病，就会引起肺部的结构发生改变，进而造成患者缺氧。缺氧又会让老年人呼吸困难，使其肺部的血管和部分呼吸相关指标发生改变，血流改变引起血管压力增高，最终导致心脏病的发生，而一些老年衰弱者本身伴有心脏相关的疾病的话，则会加重肺心病。

肺心病早期不一定会出现很明显的症状，进一步发展除了会有咳嗽、气喘，还可能会出现心慌、心律失常、水肿等心脏功能不全的症状，如果没有及时就医得到缓解，严重者会发生心力衰竭，甚至会影响大脑，发展为肺性脑病，再严重就会造成其他各个脏器的功能衰竭，危及生命。

以下是肺心病患者的注意事项。

（1）合理用药。待病情好转后，根据医生嘱咐可停用消炎药。禁止长期服用，以免出现耐药性或发生破坏人体正常菌群的系列症状，得不偿失。

（2）坚持锻炼。老年衰弱者可根据自身耐受情况，选择合理的锻炼方法，如清晨散步、打太极拳等，可增强抵抗力，不要硬抗，但应注意量力而行，避免过度劳累。

（3）生活护理。肺心病老年人应避免感冒，以免加重病情。平时应保持居室内安静整洁，无尘埃飞扬。冬季保持室内适宜的温湿度，定时开窗通风保持室内空气清新，但要注意避免对流风，以免感冒。

81. 肺性脑病也会引起精神问题吗？

当我们日常出现语句颠倒、频繁忘事、做事频繁失误时，总会被朋友或同事开玩笑似的称作是不是"认知障碍"了，但当这些状况出现在老年人身上时，就会真的怀疑他们是否有认知障碍，其实或许是他们的肺部出现了问题呢？肺性脑病是一种继发于肺病出现一系列精神和神经症状的总称。

老年人患病症状极其复杂，结合病史早期发现老年人肺性脑病的征兆，及时到医院就诊，可以避免老年人出现严重的并发症。老年人肺性脑病的发生与呼吸系统疾病关系密切。因此，判断老年人是否得了肺性脑病，第一点，看他是否存在呼吸衰竭等系统相关的基础疾病；第二点，患者是否出现了肌肉轻微颤抖、间断性抽搐、昏睡，甚至昏迷等症状。除此之外，还有诸多和人的中枢神经病变相关的症状，没有医学基础知识时不太能准确判断，所以还需提醒大家，当发现有呼吸相关疾病的老年人出现了意识不正常、"脑子不正常"的奇怪行为举止时，需警惕肺性脑病的发生，及早就医为上策。

此外，还要提醒此类老年人，日常要注意生活安全，尽量不要让老年人独处一室、大敞窗户，以免意外发生。房间内尽量不要放热水瓶、刀、剪子等危险物品，以免自伤或伤害他人。而当老年人出现脾气暴躁、性格反常时，家属应体谅，以温和的语气给予劝导和安慰。

老年人肺性脑病如果不及时得到医治不仅会出现严重并发症，还会给生活甚至整个家庭带来严重困扰，所以作为家属也要提高警惕，及早发现，才能防患于未然。

82. 老年衰弱者夜间气喘，什么方法可以帮助其睡眠？

人的一生中大概有三分之一的时间都是在睡眠中度过的。睡眠充足，第二天则精神抖擞；如睡眠不足，则一天精神恍惚。一般来说，老年人的习惯是早起、早睡，老年人一旦出现睡眠质量差，可能与呼吸相关疾病、心血管疾病有关，也可能与焦虑、神经衰弱等精神疾病等相关。

睡眠质量的好坏直接影响他们的身体健康状况，睡眠质量好，对增加老年人抵抗力有帮助。而老年人的睡眠质量受生活中多种因素影响，比如呼吸相关疾病导致的气喘、不良的睡眠习惯等，那么像这种老年人的情况，该如何帮助他们入眠呢？

（1）治疗全身性疾病。老年人进入衰弱期后，身体各方面功能下降，疾病的发病率就会增高，进入老年衰弱期，全身性疾病发生率增高。大多伴有心血管疾病、呼吸系统疾病等共病。疾病的影响，加之衰弱表现的不适，本身就会影响老年衰弱者的睡眠质量，因此，首先要治疗全身性疾病，夜间睡眠可适当抬高床头，有条件的可在夜间吸氧，缓解气喘症状，还可通过日常锻炼呼吸功能，如缩唇呼吸、腹式呼吸、呼吸训练器的使用等，增强肺功能。

（2）饮食调理有助于睡眠。清淡饮食可提高老年衰弱者的睡眠质量，如小米粥具有健脾胃、安眠的功效，富含谷氨酸，可使人困倦，有助于睡眠。

（3）调节生物钟。老年衰弱者的睡眠尽量遵循自然规律，该睡时睡，该起床时起床，逐步养成自然习惯，而太阳光就像是一个指路人，光线明亮会使人兴奋，光线暗淡可使人困倦，老年衰弱者应该尽量在白天有阳光的时候去户外散步，夜间睡眠时光线可尽量暗一些，更有助于睡眠。

（4）音乐催眠。老年人在睡前可以听听轻音乐，心情舒畅，大脑得以放松，有助于睡眠。

（5）保持良好的生活习惯。合理饮食，晚饭七分饱，临睡前2小时内不要进食，不抽烟喝酒、不饮浓茶，保持室内环境安静，温湿度适宜，避免噪声，光线不可过强。

（6）适当运动。适当运动，可有助于机体睡眠，但运动要适量，不可过于疲劳，平时可散散步或睡前泡个热水澡等。

83. 老年衰弱者该如何预防高发的呼吸系统疾病？

由于老年衰弱者的呼吸道黏膜慢慢萎缩且功能下降，会降低呼吸功能，使得吸入和排出气体量减少，如此一来，废气排出降低，吸入新鲜空气减少，就可能导致呼吸系统疾病的发生，呼吸系统疾病是导致老年衰弱者死亡的主要原因，所以，对于高发的呼吸系统疾病，老年衰弱者做好预防是关键。

（1）肺炎。寒露一过就意味着气温慢慢下降，老年衰弱者患肺炎的风险开始呈上升趋势。上了年纪后，呼吸功能逐渐老化，支气管运动减弱，呼吸道清除病菌能力降低，使得呼吸道易受到感染。另外，老年衰弱者的胸腺也会出现不同程度的退化，降低身体的免疫功能，进入呼吸道的病毒和细菌也会趁机繁殖。还有部分老年衰弱者伴有慢性支气管炎、营养不良及其他慢性病，抵抗力相对较差，同样易出现呼吸道感染。当气温下降时，基于上述因素，老年衰弱者便常常会因为感冒而诱发肺炎。

（2）感冒。因为老年衰弱者的呼吸功能和免疫力下降，故易患感冒，而感冒则易诱发支气管炎和肺炎，严重时可导致肺脓肿，也会诱发老年人的其他伴随疾病如心脏病，加重心功能不全的症状，甚至心绞痛。所以，老年衰弱者更要多关注天气预报，根据气温增减衣服，防止受凉。尽量减少去人口密集的公共场所，如电影院、商场，出门时尽量戴上口罩，避免受到感染。

（3）哮喘。年龄越大，患上哮喘的风险就越高，尤其是天气寒冷时，往往因为吸入寒冷且干燥的空气而导致病情发作。平时要养成主动喝水的习惯，出门时备1～2件外套，尽量选择能防风防雨的衣服。早晨和晚上出门时尽量戴上厚口罩或围巾，这样能捂住口鼻，避免呼吸道直接暴露在寒冷空气中。有条件的话可接种流感疫苗或肺炎疫苗。

（4）慢性支气管炎。慢性支气管炎严重威胁老年衰弱者的健康，这属于常见病和多发病，秋天是慢性支气管炎复发季节，因此需做好防范工作，减少支气管炎发作次数。

84. 老年衰弱者居家期间发生窒息该如何自救?

窒息是一种喘不过气来、无法呼吸的感觉,多见于老年人和小孩。对于老年衰弱者而言,发生窒息的原因有很多,如食物噎堵、痰液堵塞、咯血等。

老年衰弱者发生窒息是一件非常紧急的事件,如不及时解除,后果严重,在居家期间发生窒息时,绝不能把全部希望寄托于救护车。如果家人不在或者周围无人会施救,患者要学会自救。此时,首先要保持镇静,不要急于向室外奔跑,应在拨打120的同时进行自救,自救方法是:迅速将自己的上腹部顶在椅背、床头、桌边等有支撑腹部的地方,并连续向前倾压6～8次(图4-12);或者一手握拳,用拇指侧的掌指关节顶住自己的上腹部,另一手紧握此拳加力,然后向内、向上倾压6～8次,一般可将异物顶出体外。在自救时,应使自己的躯体向前倾,可以提高自救成功率。

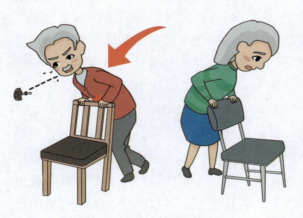

图4-12·窒息自救方法

老年衰弱者居家期间,对于窒息重在预防,进食时应采取坐位,食物要细软,细嚼慢咽,有痰液要及时排出,平时要注意多饮水,湿化痰液,必要时在家行雾化治疗,避免痰液堵塞气道。如有咯血的老年衰弱者应积极治疗原发疾病,避免窒息的发生。

85. 老年衰弱者如何减少风沙、雾霾带来的危害?

随着工业化进程加快,风沙、雾霾天气屡发,严重威胁着人们的健康,易患呼吸系统疾病。人不可能不呼吸,只要呼吸,就可能把风沙、雾霾吸入肺部,特别是儿童、老年衰弱者和有慢性基础疾病的患者,因为他们的呼吸系统更加脆弱,更经不起"折腾"。对于风沙、雾霾天气,我们应该积极采取措施,加强呼吸道疾病的预防,保护好生命气道。

当遇到浓雾、风沙天气，老年人要尽量减少外出，更不要早起做运动，运动后呼吸加快，吸入的雾霾会更多，反而不利于身体健康（图4-13）。如真遇到非出门不可的情况，请务必戴上口罩，阻止风沙侵袭我们的肺部，如有条件，建议每4小时更换一次口罩，尽量不要戴市场上那些个性口罩、卡通口罩，厚度不达标的口罩难以阻止灰尘、风沙、雾霾的侵入。回家后，立即清洗外露的皮肤及鼻腔。同时，要注意调节情绪，避免伤害身体。

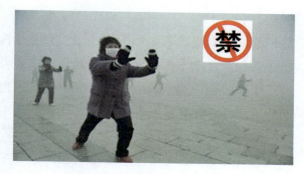

图4-13·雾霾天气避免晨练

遇到风沙、雾霾天气最好关闭门窗，等到沙停霾散日出之时，再进行开窗换气。有条件的可以买个空气净化器，用于过滤室内的有害颗粒。

另外，老年人要养成良好的生活习惯，避免过度劳累，平时要多饮水。老年人应进食高蛋白质、高维生素的清淡饮食，多吃新鲜蔬果，多吃豆腐、牛奶等食品，必要时要补充维生素D，尽量少吃刺激性、辛辣的食物。

消化系统疾病

86. 老年衰弱会引起萎缩性胃炎吗？

出现萎缩性胃炎是因为年龄大了胃变小了吗？答案是否定的，萎缩性胃炎和胃的大小、年龄都没有直接的关系，那么为什么很多老年人胃镜报告上会出现萎缩性胃炎的字样？什么是萎缩性胃炎呢？

萎缩性胃炎是指胃黏膜上皮组织反复受到损害造成固有腺体减少的一种慢性疾病。诊断的医学释义比较拗口，但发病原因理解起来并不困难——主要是幽门螺杆菌感染导致。此外，经过科学研究证实，该病的病因还有自身免疫性疾病，免疫细胞"错误攻击"了胃黏膜，当然，还有其他的一些因素。

萎缩性胃炎严重吗？本病一般无危重情况，不需要紧急治疗，但是出现疼痛、恶心、食欲不振等其他症状时还是需要及时就医的。为了以绝后患，消除幽门螺杆菌是关键，医生会有标准的治疗药物，疗程一般是14天；症状比较严重的话，可能需要采取手术治疗。

需要提醒大家的是，萎缩性胃炎会有癌变风险，虽然不需要进行紧急治疗，但大家需放在心上，按照医生要求，尽早进行规范治疗。本病没有办法完全治愈，但可以缓解症状，降低风险，提高生活质量，而且治疗后无相关后遗症。

萎缩性胃炎不是说明年纪大了，而可能是自己的不良习惯导致的反应，所以面对这种情况，患者需要改善以前的不良生活习惯，每半年到一年定期复查一次胃镜。

87. 老年衰弱引起的肠道功能改变有哪些？

老年人在一起时对于健康相关知识或身体症状谈论较多的是精神差了、吃得少、睡眠少之类的表现。随着年龄增加，人们的肠道也会随之衰弱吗？肠道衰弱又有什么表现呢？衰弱的发生与人口老龄化密切相关。人们随着年龄的增加，肠道各项功能均会减退。那么出现哪些症状预示着肠道功能下降，出现肠道衰弱了呢？首先，出现肠道功能紊乱，功能紊乱的表现有两种，一种表现是过度活跃，会出现排便、排气增多，腹部会有隐痛不适，肚子经常会出现"咕噜咕噜"叫；另一种表现是胃肠蠕动减慢，也是老年人最为常见的表现，时常感觉肚子胀胀的，吃了点东西就会觉得饱胀不适，食欲减退，同时排便困难，几天才解一次大便，排便时还会出现上腹部疼痛、上腹部烧灼等不适感，更有甚者，因长期排便困难造成肠梗阻的情况，患者无法进食，腹痛难耐。另外，肠道是人体重要的吸收器官，所有的营养、盐分、水分都通过肠道进行吸收提供身体所需，随着肠道功能减退，肠道衰弱出现，患者吸收营养的能力降低，会出现不同程度的贫血、营养障碍等情况。当然，以上症状的出现也有可能是疾病引起的，所以，一旦出现上述症状，还是应该到医院去做相关的检查，排除其他疾病的存在，如果检查没问题，依然有这些症状时，就说明您的肠道"老了"。

88. 衰弱会加重老年肠梗阻的症状吗？该如何预防？

随着年龄的增加，肠道也表现出衰退的征象，非常不利于老年人的健康生活，较为严重的症状当属肠梗阻，发现后应当立即至医院就诊以明确病因。如果是疾病引起的，需要积极治疗疾病，但是大部分老年人出现肠梗阻是由长期便秘引起的，这个通过日常生活方式的改变就可以改善和预防。预防方法如下。

（1）正确饮水。由于老年人各项功能的退化，过多、过快补充水分会造成心脏及肾脏的负担，所以老年人不能再像年轻人一样"豪饮"了，可以少量多次饮水，每天达到2 000～2 500毫升即可，特别是早晨起床后喝一杯温盐水，可以很好地刺激肠道的蠕动。

（2）保护牙齿。牙齿脱落极大地影响了老年人的咀嚼功能，如果食物没有得到充分的咀嚼，就很容易造成消化吸收不良，消化不好的食物易成团，易诱发老年人的肠梗阻，所以一副好的牙齿非常重要哦。

（3）饮食合理搭配。老年人应以易消化的食物为主。同时为刺激肠蠕动，可以适当多吃些富含纤维素的食物，少吃油腻、辛辣刺激的食物。烹饪时，可将食物做得软烂些，易于老年人咀嚼消化。

（4）适当运动。老年人吃完东西以后，避免立即休息，要适当地进行活动以促进消化、促进胃肠的蠕动，可以选择一些缓和的比如太极拳、八段锦等运动，有能力的老年人也可选择游泳。

（5）养成良性的排便习惯。每日定时排便训练很重要。宜选择时间较充足的时段，比如早间喝完温盐水后，不论有没有便意都去进行排便，排便时间不可过长，5～10分钟为宜，这样可以帮助老年人形成良性排便规律。

89. 老年衰弱者更易得消化系统肿瘤吗？

这个问题的答案是肯定的。消化系统是人体最大的器官，主要功能是对摄入的食物进行消化和吸收。俗话说："人食五谷杂粮，哪能不生病。"的确，人经口摄入的食物种类因地域、民族及年龄的差异各有不同，对食物的消化、吸收的功能有所不同，易患的疾病也有所不同。

权威机构调查数据显示，我国2010年结直肠癌发病率，50岁以后发病率迅速升高，70岁达到最高峰，75岁以后发病率又有所下降，男性高于女性。

老年人也不用过于担心，我们通过良好的生活习惯和及时体检是可以预防消化系统肿瘤的。首先，需要调整饮食习惯，合理搭配，坚持低脂肪、低动物蛋白质、高纤维、多种水果蔬菜，以全谷物代替精谷物，饮食要有规律，不要暴饮暴食。在制作方式上，建议以蒸、煮的方式，尽量避免煎、炸、烤。有烟酒习惯的老年人要注意逐步减少吸烟、饮酒量，慢慢过渡至戒烟戒酒。同时，在日常锻炼方面也要尽量养成良好的习惯，在自己活动能力耐受的范围内，选择多种运动方式皆可，减少坐卧不动的时间。其次，就是注意定期体检。体检可以帮助人们及早发现症状表现不明显的问题。根据我国50～75岁结直肠癌高发的特点，建议50岁以后将胃肠镜加入体检项目中，如无特殊，可每3～5年检查一次，不必每年进行，如有异常，再遵照医生指导及时就诊。

90. 高龄肠癌患者术后伤口愈合差与衰弱有关吗？

高龄肠癌患者术后伤口愈合差是否与老年衰弱有关呢？答案是肯定的。

常规状况下，肠癌手术后1周左右伤口可以愈合，而老年人的愈合时间可能会延长2～3周甚至更久，且伤口皮肤预后效果常常不佳。这是为什么呢？

部分高龄肠癌患者因心肺功能原因不能做腹腔镜手术，这类患者需要医生进行开腹手术，需要切开皮肤、皮下组织等，手术完成后，医生通常再用缝线将伤口缝合起来。这时候只是由缝线将伤口附近的皮肤缝合，辅助对抗伤口两侧皮肤的牵拉力，帮助伤口愈合。真正的伤口愈合需要经历三个过程：炎性反应期，这一期好比是造房子之前清理工地垃圾、遣散捣乱分子、打好地基；肉芽期，在这一期，由血管和胶原蛋白组成肉芽，缓缓在伤口处爬行填补伤口，正如源源不断的砖瓦水泥被制造出来构筑起房屋来。最后才是上皮形成期，上皮增生覆盖伤口，伤口紧缩，就像是建筑最后涂上外墙涂料，完成最后的收尾工作。伤口的整个愈合过程需要蛋白质等营养物质的支撑，但老年人营养吸收速度慢，机体营养相对不足，不足以支撑伤口愈合所需营养元素。因此，肉芽生成和爬行都会减缓。同时由于高龄患者免疫力下降，容易造成创面感染，也是伤口愈合延迟的重要因素。所以，老年衰弱的肠癌患者要想加速术后伤口的愈合，一定要补充充足的营养成分，保证良好的吸收才是关键！

91. 消化系统疾病术后的老年衰弱者如何吃得健康？

消化系统术后的老年人饮食受限、生活自理能力下降、运动能力受影响，加之手术创伤，容易引起日常能量摄入不足的问题，进而导致营养不良、肌肉力量下降，最终导致衰弱的发生。当然，也有一部分老年患者在术前就已经发生衰弱，由衰弱所致的各种症状，也会不利于术后的康复进程。与此同时，患者和家属都容易陷入两种误区，一是认为要多吃补品，比如人参、燕窝、鹿茸等，吃得越多对身体越好；二是认为消化系统做过手术，老年患者胃口差、恢复慢，肠道会"挑肥拣瘦"不能吸收，从而不敢吃。

其实，不管是正常的老年人，抑或是老年衰弱者，本身机体状态逐渐下降，加之手术的创伤，术后患者脾胃相对较差，大量的补品会加重胃肠道的负担，反而不利于体质的改善。如果因术后恢复慢、活动减少、胃口差就不吃或吃得少，也会减慢康复的进程和身体的复原。

伴随衰弱的老年消化系统术后患者应该秉承"少吃多餐、循序渐进"的原则合理搭配蛋白质、脂肪、氨基酸、矿物质、维生素等营养元素，按照从稀到稠的顺序，保证每天所需热量。同时还需注意：① 不要吃过多的油脂，动、植物油比例要适当；② 多吃新鲜蔬菜和水果，富含维生素的食物，如芦笋、芹菜、韭菜、白菜、萝卜等绿色蔬菜可刺激肠蠕动，增加排便次数，既可以预防便秘，又可以在一定程度上防止腹泻，并能保证每天的规律排便；③ 宜食含钾丰富的食物，如苹果、橘子、玉米、鱼、精肉等；④ 禁忌辛辣食物，不吃生、冷、坚硬、煎炸、腌制食物。为了方便肠癌患者的造口护理，最好不要吃对肠道刺激性较强的食物，如冷饮、生的或未完全煮熟的食物，不喝含酒精类的饮料，少吃洋葱、地瓜、椰菜、豆类、胡萝卜等易产气的食物，以及柿子、葡萄干、干果、核桃、油煎等难消化并易造成梗阻的食物。除日常食物外，如胃口特别差不能满足每天能量所需的老年衰弱者，还可以遵医嘱适当服用一些营养制剂，切忌进补过度。

消化系统术后的老年衰弱者和家属要对术后康复多一点耐心和信心，根据老年人的身体特点，选择清淡、易消化、营养丰富的食物给予营养支持才能保持平稳的康复状态。

92. 腹部手术后的老年衰弱者如何用运动促进康复？

我们常说的腹部手术常常指胃、肠等部位的手术，可概括为消化系统手术。这类术后的老年衰弱者常常畏惧术后运动，有些老年人认为，患者术后应该要多卧床休息，而有些老年人则觉得运动容易导致伤口疼痛甚至裂开。其实，这些想法都是错误的，不运动不仅容易导致肠道粘连或肠梗阻等并发症的发生，不利于康复，还会影响术后的生存期。那么，老年衰弱者本就有这样或那样的问题，难道不影响术后的功能锻炼吗？答案是"不影响"。

有研究发现，针对老年衰弱者，参与运动康复锻炼可以有效缓解衰弱，提高抵抗力，加快康复的进程，避免因废致弱。现如今，"快速康复"理念在大多外科术后应用效果极佳。术后早期下床活动不仅有利于排痰，防止肺部感染，而且能促进肠蠕动恢复，减轻术后腹胀，尽早恢复患者的食欲，预防肠粘连的发生（肠粘连是一种非常麻烦，并且严重影响患者生存质量的并发症）；术后卧床患者可能会插着尿管，或者不习惯床上排尿，如果早期下床，可以促进排尿功能恢复，预防尿路感染；从全身来看，早期下床活动，可以促进血液循环，避免下肢深静脉血栓形成，进而避免出现肺栓塞等严重并发症。老年人术后发生以上并发症的风险更高，通过运动锻炼可以显著降低并发症发生率。

但是老年患者应根据自身体力，注意运动应适量，以运动后的疲劳能够快速恢复为准，也就是说在运动后，以不影响正常生活为准。只要坚持运动、适量运动，不仅能加速康复，也能调节情绪，不断增强战胜疾病的自信心。

93. 老年衰弱人群肠道问题有哪些预警信号？

老年衰弱者可能有大便习惯及大便性状改变，且老年人对各种不良刺激的感觉及反应能力弱化，因此有时不能第一时间发现异常，常在肿瘤过大引起肠腔狭窄，导致大便变细、变扁或次数增多后才有所觉察。肠癌的发病与遗传、息肉病、慢性炎症性病变、低纤维高脂饮食习惯等均有一定关系。常见症状有血便、黏液性血便、贫血、大便习惯改变等，而大便习惯及性状的改变是肠癌常见症状之一。所以，老年衰弱者对于大便性状的改变是需要多加关注的，但也不必过于担心。

及早发现肠癌，需对照以下几点。

（1）经常查看粪便是否带血，带脓血或呈鲜红色与早期内痔的症状非常相似，后期便血多为暗红色、混有粪便的黏液血便或脓血便。

（2）看大便性状是否改变，比如大便呈条形，或变细、扁平状。

（3）大便习惯是否改变，比如大便次数或是便意增多，而且总有排不净的感觉，每天数次，多者可达数十次，或者出现便秘，排便不畅，此时粪便形状也发生了改变，便形变细或呈三角、带有沟槽等，排便不尽感、里急后重等，其程度与癌肿大小有关。

（4）是否腹部隐隐作痛或有其他不舒服的感觉，是否便秘或交替出现便秘、腹泻的情况，腹部甚至可以摸到包块。

（5）出现不明原因的贫血，伴有消瘦、乏力、食欲减退，请务必及时到医院进行检查和治疗。

患者如果了解相关知识，早期发现些蛛丝马迹，肠癌的早期诊断概率便会大大提高。

94. 老年人需要多久做一次胃肠镜?

很多老年人对于多久做一次胃肠镜非常关注，因为大家对胃肠疾病的早期筛查意识增强，而且老年人做胃肠镜也受到很多附加条件的影响，如无痛胃肠镜对年龄的限制（每所医院对于麻醉限制的年龄有差异，多在70～75岁）。老年衰弱人群的胃肠道功能所发生的改变，在前两节笔者也做了详细的介绍，虽有衰弱及其他疾病的影响，但胃肠镜检查的不舒适度决定了老年人不能像常规体检一样每年进行一次。应该多久做一次胃肠镜比较合适呢？医学上有一类比较便捷的判断标准可供大家参考，具体评判项目如表4-1所示。

表4-1·胃肠镜检查自判频率表

项 目	分 类	赋 分
年 龄	40 ～ 49	0
	50 ～ 59	5
	60 ～ 69	6
	＞ 69	10
性 别	女	0
	男	4
幽门螺杆菌	阴性	0
（Hp抗体）	阳性	1
血清胃泌素17	＜ 1.50	0
（G-17）（pmol/L）	1.50 ～ 5.70	3
	＞ 5.70	5
胃蛋白酶原比值 （PGR）	≥ 3.89	0
	＜ 3.89	3

按照上表进行自评，17 ～ 23分为胃癌高危人群，建议每年进行胃镜检查；12 ～ 16分属胃癌中危人群，建议每2年检查一次胃镜；0 ～ 11分则为低危人群，可每3年检查一次。

按上表，于老年衰弱人群而言，60岁以上就比年轻人高出6 ～ 10分，毫无疑问增加了风险因素。而对于性别而言，男性又高于女性。除此之外，有三项指标需要关注：幽门螺杆菌抗体、血清胃泌素17、胃蛋白酶原比值。对于有就医经验的老年人而言，可能知晓幽门螺杆菌，但另外两项就非常难懂了。其实，只要认清表中的三项指标的英文，能和化验单上的英文字母对照，完全一致的就是所要选择观察的指标，按指标后面的数字比对表中对应的分数就可以得出相应的分值。对于体健、不伴随慢性病的老年人，每3年检查一次胃肠镜即可。如果伴随疾病，按上表中关联的指标的分值评判，来选择每2年或每年进行胃肠镜检查。如果老年人既往检查中发现有息肉做过治疗者，也建议每年进行胃肠镜体检一次。

内分泌系统疾病

95. "老来瘦"的老年人就不会衰弱吗？

俗话说"千金难买老来瘦"，很多人认为，"老来瘦"是健康的表现。其实这并不完全正确，老年人变瘦也可能正在步入衰弱。有的老年人害怕肥胖及肥胖可能导致的一系列疾病，故而克制食欲，甚至盲目"减肥"，一味追求瘦，使得日常饮食结构不均衡，营养供给不足，反而增加了衰弱的风险。当然，老年人为增强抵抗力，过度补充营养也是不可取的，这种情况容易导致老年性肥胖，甚至糖尿病。而患有糖尿病的老年人比正常状态的老年人更容易发生衰弱，较好的血糖控制不仅可以降低糖尿病老年人发生衰弱的概率，也会降低老年衰弱糖尿病患者发生其他并发症的风险，所以我们对老年衰弱人群的血糖控制要提高警惕，尤其要注意谨防高血糖的发生，高血糖的风险不容忽视。血糖高的风险分为急性和慢性，急性血糖升高会导致糖尿病酮症酸中毒，表现出恶心呕吐、四肢乏力、头晕等症状。慢性的血糖升高会导致眼睛视物模糊，甚至失明；长期高血糖会引起肾病、血管堵塞、四肢麻木或肢端出现踩棉花样的感觉及针刺感。

所以，老年人要通过调理饮食和坚持健康的生活方式，减少肥胖，但不要刻意追求"老来瘦"，保持适宜的体格，预防高血糖的发生，选择适合自己的有氧运动，健康生活每一天。

96. 老年人得了糖尿病，衰弱的风险更高了吗？

很多疾病的发生可能会加快老年人衰弱的进程，而糖尿病就是其中之一。衰弱是老年人衰老过程中常常伴随的一种病理和生理的状态，不同身体状态下的老年人发生衰弱的风险也不尽相同。有科学研究发现，患有糖尿病的老年人比正常的老年人更容易发生衰弱。这是因为老年糖尿病患者常伴有多种基础疾病（多病共存，也是本篇之前提到的"共病"），身体各方面代谢加快，消耗增加，躯体功能的退化导致其咀嚼及吞咽功能下降，进食量和进食食物种类可能会减少，摄入不足，当身体消耗增加而摄入不足时就会出现营养不良；如果合并慢性肾病，会致使蛋白流失而出现低蛋白血症；如果合并胃肠道的某些疾病，可发生胃排空障碍、食欲减退或腹泻。营养状况是老年衰弱的重要影响因素，没有充分的营养支撑会加重老年人的衰弱进程。

97. 糖尿病老年人视力越来越不好，是衰弱了吗？

　　市面上老花镜款式各种各样、层出不穷，有一部分老年人戴上了"新款"的老花镜依然是"雾里看花"蒙了一层纱。是"新款"老花镜的质量有问题，还是疾病加重的原因呢？和老年衰弱有关吗？关注衰弱的朋友不能把所有老年人的患病或症状加重都归咎于衰弱，以上症状也许是糖尿病视网膜病变。糖尿病视网膜病变简称"糖网病"，所谓"平时没症状，一病就致盲"说的就是糖网病，是糖尿病致盲的主要原因。

　　"糖网病"初期没有明显症状，极易被忽视。随着病程变长、血糖控制不好，视网膜长期浸泡在高血糖的环境中，像是有缝隙的水管，变得较为脆弱。待发展到一定程度后，患者会有轻微头痛、眼痛、视物模糊等症状，一般经休息后可以自行缓解消失，容易被误认为由视力疲劳所致，从而掉以轻心。增生的血管导致视力下降、视物变形；增生的毛细血管破裂出血就会出现眼前有黑影飘动，眼科常称之为"飞蚊症""棉絮"斑、视野缺失；进一步发展会出现视网膜脱离，最终导致失明（图4-14）。

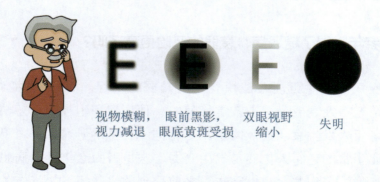

视物模糊，　眼前黑影　　双眼视野　　失明
视力减退　　眼底黄斑受损　缩小

图4-14 · 糖尿病视网膜病变症状

科学研究证实，血糖控制平稳，可使"糖网病"风险降低约50%。所以建议老年糖尿病患者每半年检查一次眼底，能够在早期发现并发症，早诊早治方为上策。

98. 老年糖尿病患者如何预防衰弱？

对于老年糖尿病患者来说，预防衰弱至关重要，不仅可以延缓多种并发症的发生，而且是提高老年人生活质量的关键。而预防衰弱，运动锻炼、营养补充是核心，定时检查、坚持用药是保障。

（1）运动锻炼。运动是老年人预防衰弱或衰弱老年患者术后康复的基础要素之一。科学、适度的运动是提高老年人生活质量便捷有效的方法之一。它不仅能有效锻炼老年人的肌肉、关节，还能增加身体的灵活性、自理能力、改善步态。固定或习惯的结伴运动，还能增加老年衰弱人群间的互动交流，使其身心舒畅、更加愉悦。除此之外，平衡训练、家庭及社会支持下的科学锻炼（比如适量的太极拳、八段锦等）还可降低老年人衰弱期的多种风险事件的发生，比如对预防跌倒就有很好的效果。

（2）营养补充。有效的营养补充可改善衰弱老年人体重下降和营养不良的状况。补充适量的优质蛋白质，如牛奶、蛋、鱼类、虾、鸡鸭肉、瘦牛肉、大豆等，这些食物可以增加肌肉力量进而改善衰弱的状态。

另外，补充足够的维生素D、钙剂，可以提高神经和肌肉的功能，并且能够预防跌倒、骨折和改善平衡功能。科学研究发现，维生素D在衰弱治疗中可能具有重要的地位。但维生素D缺乏在老年人群中非常普遍，可以导致肌肉无力、骨质疏松，补充足量维生素D对改善下肢的力量和功能效果显著。维生素D的主要来源包括：太阳的照射、含量丰富的食物（海鱼、动物肝脏、蛋黄和瘦肉、脱脂牛奶、鱼肝油、乳酪、坚果和海产品）和维生素D_3。

（3）定期检查。对于血糖高的老年患者，在平时的日常生活中，必须重视检查。定期检查可以及时帮助老年人调整药物的用量，更好地控制疾病进展，进而延缓衰弱的发生。并且老年患者需要监测血糖、血压、血脂、糖化血红蛋白、尿微量白蛋白等多项指标，并配合做好眼底检查、血管超声等。除此之外，居家期间还需要学会自我检查，比较双脚皮肤颜色、温度、感觉等，如果发现异常，需要及时就医。

（4）遵医嘱准确用药。老年人高血糖的治疗是一个漫长的过程，所以需要长期遵医嘱用药治疗，不可随意增减药量。

做到这些才能有效控制血糖，延缓衰弱的发生或减轻衰弱的程度。

99. 糖尿病老年衰弱者应该怎么吃？

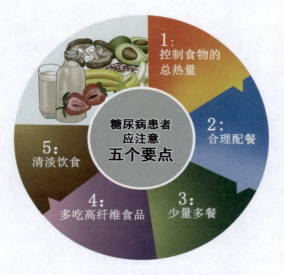

图4-15·糖尿病患者饮食要点示意图

糖尿病治疗的"五驾马车"中，饮食治疗是关键，但对于老年衰弱的糖尿病患者而言，也应严格控制饮食吗？如果多吃粗粮就可以不限制总量的摄入吗？只要不是甜的食物都可以随便吃吗？当然，对于糖尿病特别是老年衰弱的患者并不是吃得越少越好，重要的是合理搭配，平衡饮食，保证充足的营养。那么应该如何正确地科学饮食呢（图4-15）？

（1）制订饮食计划，日常应根据就餐的情况、体力活动、血糖监测的情况、胃肠道功能等，及时调整饮食。

（2）合理搭配能量的比例，合理控制总热量是糖尿病营养治疗的主要原则。每天所摄入的热量以能够维持正常体重为宜。

（3）三餐分配要合理，定时定量进餐，两餐之间适量选择含糖量低的水果，如西红柿、黄瓜、猕猴桃等。

（4）饮食控盐要有讲究，盐6 g/d。烹饪方法：煮、蒸、炖、拌、焖，避免食用过油、红烧的食物。

饮食治疗是糖尿病治疗的基础，有效实施的关键在于摄入食物的量的控制。如果顿顿做饭使用的原料都要过一下称，确实是非常麻烦的一件事，"手称"来确定每日所需的食物量，虽不精确但是方便、实用。一般情况下，自己的手掌称出的重量是适合自己的。

■ **一指**：每天脂肪摄入量大概在拇指的第一指节大小就足量了。减少油炸、油煎的方式制作食物。不吃动物油，少用植物油（图4-16）。

■ **两指**：可摄入两横指大小的瘦肉，大约50克，是一餐的食量（图4-17）。

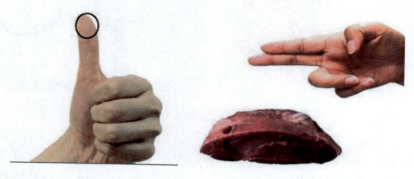

图4-16·"手称"一指　　　图4-17·"手称"两指

■ **一掌**：掌心大小（图4-18），厚度在小指厚度左右，50～100克蛋白质即可满足每天的营养需求。肉类首要选择没有腿的鱼虾，后选有腿的禽畜。如是鱼肉等优质蛋白质可以增加到1.5倍，豆制品可以增加到2倍。

■ **一掌**：可以每天摄入单手掌心大小的点心。对于市场上琳琅满目的无糖点心，不要过分信任所谓的"无糖"，事实上商家只是把蔗糖换成甜味剂，油脂和淀粉含量并不少，而且大部分点心含有反式脂肪酸，可加重糖尿病的大血管病变。

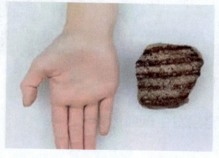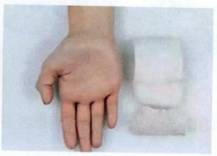

图4-18·"手称"一掌

■ **一拳**：拳头大小的淀粉类食物可满足一份主食的量（图4-19）。另外，每天可以摄入一拳大小的水果，如橙子、苹果等。

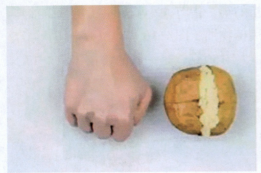
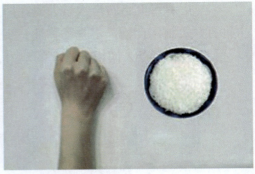

图4-19·"手称" 一拳

■ **双手**：双手容量约有500克（图4-20）。糖尿病患者每天可进食500～1 000克蔬菜。医学上常用"升糖指数"来反映某种食物引起人体血糖升高多少的能力。低升糖指数食物消化吸收慢、血糖上升缓慢，胰岛素分泌正常则不会囤积过多脂肪。而蔬菜一般都属于低升糖指数类食物，所以吃饭时可以先吃蔬菜，增加饱腹感，减少主食摄入量。

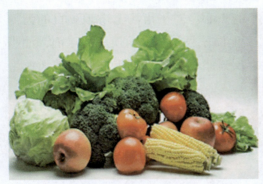
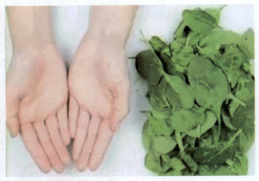

图4-20·"手称" 双手

100. 老年衰弱的糖尿病患者更容易发生低血糖吗？

众所周知，糖尿病是一组以高血糖为特征的疾病。那么，是不是所有糖尿病都只表现为血糖升高呢？当然不是。首先要明确一点，为什么会血糖升高？胰岛素，是人体分泌的用来降低血糖的激素，而胰岛素分泌不正常就会导致血糖忽高忽低。血糖升高时，大脑就会下达指令——降低血糖，胰岛素却没有反应；血糖不高时，胰岛素反而开始分泌，不按常理出牌，就容易发生低血糖。平时吃饭不规律、暴饮暴食都容易造成低血糖。

老年衰弱的糖尿病患者尤其要警惕低血糖的发生。一方面，老年患者本身就容易发生低血糖症状。药物是通过肝脏和肾脏代谢的，而老年人肝肾功能均有所减退，所以药物代谢得比较慢，滞留在体内的时间就会延长，当药物在人体内持续发挥降糖作用时，老年人就发生低血糖的一系列症状。另一方面，老年人发生低血糖更危险。老年患者因身体各个器官功能的减退导致其反应慢、平衡能力差等，而且体内储存糖的"仓库"也会变小。比如年轻人有心慌、头晕、无力等低血糖症状时，血糖监测可能是 3.9 mmol/L（血糖监测单位），但老年患者出现以上低血糖症状时，可能血糖会低至 2.8 mmol/L，甚至更低，导致出现危急的状态，容易有所延误，更增加了危险。

101. 老年人发生低血糖该如何紧急应对？

众所周知，人到了晚年之后，身体上的疾病层出不穷，最常见的是三高：高血糖、高血脂、高血压。我们对于血糖这个医学名词并不陌生，与高血糖相反的便是低血糖。大家对高血糖的危害都了然于心，而对于低血糖的危险却知之甚少。低血糖严重时有可能造成不可逆转的脑损伤，甚至直接导致死亡。那么，老年人发生低血糖该如何紧急应对呢？

老年人发生低血糖的原因有很多，一方面，由于本身有糖尿病，服用降糖药或注射胰岛素不当时会造成低血糖；另一方面，不健康的饮食习惯，生活不规律，或是老年人本身的某种疾病可导致低血糖的发生。

早期患有糖尿病的老年人，尤其是体态偏胖的患者，容易在餐后 3～5 小时出现低血糖的症状。如果是需要注射胰岛素或口服降糖药的老年人，更容易出现低血糖的症状。低血糖发作时，老年人会有饥饿感，同时会出现出冷汗、手抖、乏力、面色苍白等症状，严重者会出现晕厥的情况。如果家中老年人发生了低血糖，症状较轻时，我们可以给老年人吃糖果或甜巧克力缓解，喝糖水最有效，同时搀扶老年人坐下或平躺休息，陪伴在老年人身边，安抚其紧张不安的情绪。老年人体力消耗过大或长时间运动也很容易出现低血糖的症状。很多老年人缺乏对糖尿病相关知识的了解，只知道锻炼身体有益健康，而不知道长时间运动或运动量过大，会导致低血糖的发生。如果老年人出门在外旅行游玩，来不及吃饭、吃得太少或消耗过多，活动量高于平时，一定要及时补充食物，第一时间吃块糖果或甜巧克力，然后再补充碳水类，如面包、饼干或米饭等。

很多资料显示，知识缺乏是导致老年人发生低血糖的重要因素，希望以上方法可以帮助老年人了解如何应对低血糖。老年人在发生低血糖后，应尽快去医院就诊，每年定期检查身体，不听信所谓的"健康讲座"，不乱购买所谓的保健产品，让医生和护士用专业的知识教会老年人及其家属合理服用药物，教会老年人如何正确自测血糖和识别低血糖反应，加强饮食及生活指导，这才是最有效避免低血糖发生的方法。

102. 伴随糖尿病的老年衰弱者泡脚时要注意什么？

俗话说，"寒从脚底起"。现在人们越来越注重养生保健，很多人会选择买个泡脚桶居家足浴。脚是人体的第二颗心脏，经常泡脚可以疏通足底、小腿的经络，使血液循环加快，排出体内寒气。泡脚可以带走一天的疲惫，缓解紧张、焦虑等情绪，备受老年人的喜爱。

很多人在泡脚时喜欢把水温调高，泡脚桶内加入中药泡到两脚发红，浑身大汗，认为这才是有效果的。殊不知这样对糖尿病患者是很危险的。对于老年糖尿病患者来说，正确的泡脚水温以37～42℃为宜，而不是越高越好。水温越高，越容易破坏足部皮肤的皮脂膜，容易造成皮肤干燥、瘙痒、皲裂，严重的还会烫伤。对于烫伤，并不是100℃的沸水才会烫伤皮肤，60℃的热水接触皮肤几分钟就会造成低温烫伤，70℃的热水接触皮肤1分钟就会产生低温烫伤。所谓低温烫伤，顾名思义就是长时间接触低温物体所产生的烫伤。相比高温烫伤，这种低温烫伤痛感不强烈，机体短时间内对于这种刺激感觉并不明显，等到皮肤出现红肿水疱或是皮肤发黑才意识到自己被烫伤了。老年糖尿病患者有周围神经病变及下肢循环障碍时，被烫伤后反应更加迟钝，发现时可能烫伤更严重。另外，水温过高容易造成足部血管扩张，大量血液流向下肢，从而引起心、脑、肾等重要脏器供血不足，会有头晕、心慌的表现。因此，可以泡脚，但要注意泡脚时间不宜过长，一般持续20～30分钟，温度要适宜，以37～42℃为宜，最佳的泡脚状态是全身温热，身体放松，泡脚后，一定要把脚擦干，包括脚趾缝，然后涂润肤露等保护皮肤，但趾缝里不要涂油。

103. 老年衰弱的糖尿病患者运动锻炼受限吗？

人们常说，"生命在于运动"，运动的好处显而易见，不仅可以减肥，而且可以改善心肺功能、增强抵抗力等。但是也有不少人因为过度运动而产生了不良反应。那到底该如何控制体内的这股"洪荒之力"有效运动呢？运动讲究循序渐进、适度而为。对于老年衰弱的糖尿病患者更应如此，适量的运动不仅能够控制体重，还可以减少糖尿病患者下肢病变和神经病变的发生。

老年衰弱糖尿病患者在血糖控制相对平稳的情况下，每天可以在餐后休息1小时再进行运动，每次不少于30分钟。每周可运动3～5天，简单来说，就是每周的"一、三、五、七"，保持运动后的最佳心率是"170–年龄"。运动可以分为三个步骤：热身—锻炼—恢复。热身，5～10分钟即可，放松四肢、颈、肩、腰等部位，目的是促进血液回流，防止运动过程中受伤；然后开始锻炼，以20～30分钟为宜，可以根据个人喜好，选择打太极拳、八段锦或是做广播操，也可以做瑜伽、跳广场舞、快步走、慢跑等。如果平时运动不多、不能长时间运动时，中间可以增加休息时间，分次进行，循序渐进。运动后老年人微微出汗，没有过度的疼痛与不适是最佳的运动强度；最后是恢复，锻炼结束后要缓缓停下，如果跑步结束后突然停下，大脑的供血相对减少产生缺血，体弱的老年人就会头晕眼花甚至晕倒，所以要放松步行慢慢过渡到正常状态。别忘记要放松肌肉，自我按摩，慢慢恢复至正常心率（图4-21）。

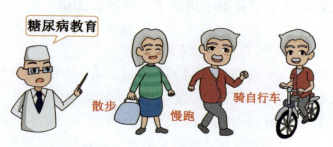

图4-21 · 适宜的运动方式

104. 老年衰弱人群更容易发生骨质疏松吗？

首先，答案是肯定的。骨质疏松，可以理解为骨头的实质密度降低、变得疏松，同时伴随骨结构改变和承载能力下降，进而导致骨头脆性增加的一种疾病。从医学的角度讲，是骨量减少和骨组织的微细结构被破坏，导致骨脆性增加，所以易发生骨折。

那么，究竟是什么原因导致患者骨质疏松呢？常见的原因是营养摄入不足或流失过多。人体所需的营养种类繁多，包括糖、脂肪、蛋白质、维生素与各类矿物质，其中钙、蛋白质、维生素C、维生素D等成分丢失过多而又未及时补充充分，就容易导致骨质疏松。大部分年老体弱的人在肠胃吸收方面较弱，所以很多时候食用的一些食物及补品并不能完全吸收到体内。此外，老年人的性腺功能逐渐低下，性激素分泌减少，影响了骨的生长，造成骨头里的钙流失量大于摄入量。于老年衰弱人群而言，身体各项功能多弱于一般老年人，所以这个特点更为明显。同时，老年衰弱人群多数伴有自理能力、消化吸收等功能的下降，可能长时间闲居室内，缺乏足够阳光照射，缺乏运动，所以更容易引起骨质疏松。

所以，老年衰弱者应在循序渐进地加强营养摄入的过程中调节自己的胃肠消化功能，适当增加户外锻炼，保证充足的阳光照射，多吃蔬菜水果、牛奶、鸡蛋等，摄取足够的营养物质。如果身体等各方面状况允许，可以在医生指导下联合服用钙剂来进行钙质的补充。这样的话，老年衰弱人群就可以有效预防骨质疏松。很多时候预防大于治疗，所以在日常的活动中我们也要去预防骨质疏松的发生，提前规避风险。

105. 人到老年关节变得不灵活了，是怎么回事？

人的一举一动都离不开关节，有了健康的关节发挥灵活性，才能流畅顺利地完成多种多样的运动。对于很多老年人来说，关节问题是影响生活质量的一大因素，总感觉关节不灵活。为什么老年人就会有这种身体变化呢？

第一个原因是人的肌肉、骨骼、关节不能保持"默契"。人体运动是通过肌肉收缩带动相应的骨骼和关节而完成的，三者间的"默契"协调使得我们得以完成各种运动。而随着年龄增长，人体各个器官组织的功能会逐步减退，肌肉和骨骼的退变也是不可避免的。当肌肉不再有足够的力量带动关节活动，关节的灵活性也会随之发生退化，因此老年人的关节就变得不如年轻人灵活稳固，甚至会出现关节无力。部分体重较重的老年人，自身负重较大，这就对自体下肢的肌肉力量要求更高，而一旦下肢肌肉萎缩就会导致承受能力不足。第二个原因则是骨质疏松所引起的症状。第三个比较常见的原因是神经损伤，常见于腰椎间盘突出、腰椎管狭窄等患者，由于长时间腰椎退变，韧带肥厚、椎间盘突出、骨质增生，老年人产生腿脚无力的症状。如果出现这些症状，要及时去医院做检查，采取正确的治疗。

在感觉到关节不舒服的时候，切忌强行用力，要及时到医院检查就医，做出相应的治疗，盲目用力会导致关节受损，因此在感觉到关节不太灵活时一定要注意休息。

106. "小关节变形"的衰弱老年人该如何应对生活？

有的衰弱老年人会发现自己的小关节变形了，这是怎么回事呢？会出现这类问题主要是其患上了骨关节疾病。衰弱的老年人普遍存在关节老化、功能退变的状况，这极易导致他们患上骨关节疾病，严重者会合并类风湿关节炎。类风湿关节炎会导致患者的手指、腕关节、跖趾关节腔内滑膜、骨质与软骨等受损，进而引发关节畸形。严重的可致患者劳动能力丧失，甚至有残疾风险，严重影响老年患者的生活质量。现阶段，类风湿关节炎尚无法从根本上治愈，关节畸形后恢复正常的概率渺小，在类风湿关节炎管理过程中，保证老年患者生活质量成为一大难题。因此，重视日常生活中的点点滴滴，能对关节变形老年人的治疗起到积极作用。

老年衰弱者行动相对迟缓，对于性子急的老年人来说，放慢生活速度，保持平和心态尤为重要，否则极易造成跌倒等事情的发生，从而导致骨折。

▪ 情绪调节：关注患者的情绪变化，及时对其进行开导和转移注意力等可减少疾病对学习、生活、社会活动或家庭生活的影响，避免悲伤、失望的负面情绪。同时需要家人、朋友的理解与支持，给予患者战胜疾病的勇气。

▪ 饮食调节：进食要守时、适量，不可暴饮暴食，应以清淡为主。膳食应以高蛋白质、中脂肪、低糖、高纤维素、中热量和低盐饮食为主。但是要想治本，减缓衰弱老年人的身体衰弱速度才是正确的做法，只有身体各方面功能增强了，患者才有对抗疾病的资本。

▪ 适当运动：小关节变形的老年人在关节疼痛发作期应避免运动，待急性症状或全身症状和关节炎消退、关节疼痛减轻后，才可下床运动。运动应循序渐进，以没有疼痛的感觉为度。开始之前可以进行简单的拉伸，做一下热身活动或活动一下大关节等，之后可进行简单的功能锻炼，再慢慢根据自己的情况加大运动量，可快速走路和倒走，体质较好者可进行快跑、长跑等。还可练习太极拳、太极剑、气功、八段锦等。

■ 定期随访：类风湿关节炎对于老年患者来说病程长，药物见效慢，每个人药物反应不同，要进行定期随访，让医生了解患者对药物的疗效和不良反应等，再针对性对服用的药物进行调整，使病情得到有效控制。

泌尿系统疾病

107. 老年男性排尿困难，是前列腺增生还是衰弱？

不少老年男性白天总要频繁地跑厕所小便，恨不得蹲点在卫生间，夜里睡觉的时候又总是要起床小便七八次，严重影响睡眠。不仅如此，有时一想小便，就必须马上进厕所，稍微晚一点，尿液就会控制不住，小便时还会伴有下腹部绞痛和尿道烧灼不适。但是，到了厕所却迟迟解不出小便，憋得满脸通红，大汗淋漓，真是费力才能将尿液排出，可排出的小便一滴一滴地滴出来，完全没有畅快感。

那么，出现上述症状，难道也是因为年纪大了衰弱吗？

不是。这其实是前列腺疾病所致。前列腺疾病的典型症状是下尿路刺激症状和排尿梗阻。尿频、尿急、尿痛、夜尿增多和急迫性尿失禁，属于下尿路刺激症状；排尿踌躇、排尿费力、尿线变细和尿末滴沥都属于排尿梗阻症状。

当然，前列腺疾病的症状远远不止这些，还包括更严重的急性尿潴留、充溢性尿失禁，甚至血尿。由于前列腺疾病导致的症状往往没有什么特异性，也就是说前列腺癌和前列腺炎、前列腺增生导致的症状很难仅仅从症状上区分。所以，当出现以上症状时，最好还是及时到医院，而不是仅仅从症状上来断定自身情况，要通过检查来最终确定是不是有前列腺疾病。

108. 老年男性衰弱者在生活中应该如何预防前列腺增生？

男性过了50岁，身体各器官可能会出现衰退和萎缩，可是，前列腺恰恰相反，会出现组织增生和体积肥大。几乎所有的老年男性都会发生前列腺增生，但每个人所受到的影响大不一样，有些人有前列腺增生却没有一点症状，有的人即使是轻度的增生都能引起尿潴留。如何预防前列腺增生呢？我们可以从以下几方面预防。

（1）科学饮水不憋尿。多饮水不仅可以稀释血液，还可有效稀释尿液的浓度。浓度高的尿液会对前列腺有一定的刺激，长时间的不良刺激会导致前列腺受到一定的伤害。膀胱充盈就会产生生理性的反应，这个时候不能憋尿，憋尿对于前列腺和膀胱都有一定的影响，如果在坐长途汽车或较长时间的工作，应该在之前就做好准备。

（2）饮食清淡。要养成良好的饮食习惯和生活习惯，在饮食生活中要多吃一些清淡的容易消化的食物和富含维生素的水果和蔬菜（小米粥、莲子银耳粥、馒头、猕猴桃、橙子、草莓等），尽量避免油腻辛辣和比较容易引起上火的食物。

（3）不饮酒。喝酒可以刺激膀胱颈，容易致使前列腺充血而发生急性尿潴留。

（4）不久坐少动。久坐可致会阴部充血，使排尿困难，应提倡力所能及的文体活动，有利于症状减轻。

（5）不纵欲。性生活要适度，不纵欲也不要禁欲。性生活频繁会使前列腺长期处于充血状态，以至于引起前列腺增生。绝对禁欲也不利于前列腺康复，前列腺产生的分泌物增多，同时充血，得不到宣泄，久之也可能促进前列腺增生。

（6）不熬夜。生活规律，避免过劳。

（7）学会缓解压力。放松心情：生活压力可能会增加前列腺肿大的机会。科学研究发现，当生活压力减缓时，前列腺症状会得到舒缓。因此，平时应尽量学会放松心情。

109. 老年衰弱者的前列腺增生会变成前列腺癌吗？怎么预防？

很多老年衰弱者对男科疾病都非常恐惧，尤其是得了前列腺增生之后，不仅担心疾病会引起严重的症状，而且担心前列腺增生会引发癌变。那么，老年人得了前列腺增生究竟会不会引起癌变？

前列腺癌与前列腺增生虽是两码事，但两者的症状相似，并与发病年龄相关。

早期的前列腺癌并无症状，但严重时会出现尿频、尿急、排尿费力等，这些症状与前列腺增生症状类似，癌症晚期则会出现血尿、骨转移疼痛等。而且，前列腺癌的发病年龄与前列腺增生一样，多集中于老年人。

早期发现前列腺癌的方法是定期检查前列腺。为此，专家建议，50岁以上的男性，每年需要看一次泌尿外科，那些患有前列腺增生的患者，更要定期检查，以便及时查出可能"混迹"于前列腺增生中的前列腺癌。

总而言之，区别前列腺增生和前列腺癌主要是通过病理检查来鉴别。如果担心前列腺增生可能会产生癌变，可以定期检查前列腺癌的特异性指标——前列腺特异性抗原PSA（PSA是一种肿瘤血清标志物，是对男性前列腺健康起警示作用的一种检测指标，相当于男性前列腺健康的"红绿灯"）。

对于老年男性前列腺增生患者来讲，在早期并不会导致癌变情况。但是如果患者拖延病情不能及时治疗，还可能会导致前列腺炎。目前尚无明显证据可以证实前列腺炎与前列腺癌的发生有相关性。但是有研究发现，前列腺炎与前列腺癌之间可能存在隐性的相关，有前列腺炎病史的患者患前列腺癌的风险明显增高。炎症刺激时间越长，患癌症的风险可能越高。相当一部分前列腺癌患者中有慢性前列腺炎的病史。老年人自己一定要对一些老年阶段的常见疾病有基本的了解，同时学习一些相关的预防措施。

110. 衰弱老年人常见的排尿问题有哪些？能预防吗？

老年人泌尿系统衰弱后，最显而易见的症状就体现在排尿问题上。我国人口老龄化日益加剧，老年人的排尿问题给生活、工作、社交带来了很多烦扰。

俗话说，"活人不能被尿憋死"，当男性逐步迈入老年之后，排尿困难的问题随之而来，这也是前列腺增生的主要症状。前列腺增生的早期表现是尿频、尿急、夜尿增多。常见的是排尿困难，时间久了，有尿排不出，医学上称之为"尿潴留"。尿潴留太多，尿液会从尿道里被挤出来，称为充盈性尿失禁。如果长时间得不到治疗，症状可能会恶化，并导致尿路感染、血尿、膀胱结石、肾衰竭，有效的药物治疗或手术可缓解症状，不良反应小。

很多老年人经常夜里起来小便，严重影响睡眠。晚上起床几次算夜尿增多呢？正常成人夜间排尿2次以下，如果超过这个次数，特别是入睡后半夜仍需要起床小便，就是夜尿多的表现。然而，夜间排尿次数增多和夜尿增多并非完全一致，夜间小便次数增多可由夜尿增多引起，但并非都由夜间尿量增多所致。夜尿次数增多的原因，一部分为泌尿系统疾病导致，如前列腺增生、膀胱过度活动症、膀胱内残余尿增多导致的有效膀胱容量降低等；一部分为非泌尿系统疾病导致，如尿崩症、糖尿病、特发性夜间多尿等。

老年女性因为雌激素的失调，也可能年轻时妊娠生孩子带来的伤害，出现比较多的就是尿失禁。比如在突然用力增加腹压的时候出现漏尿，如咳嗽、打喷嚏、慢跑，这属于轻度尿失禁；当在快走、上下楼梯的时候也会出现漏尿，属于中度尿失禁；在改变体位时候就会出现漏尿，属于重度尿失禁。

我们要从以下三个方面预防老年人排尿问题。

（1）老年男性患者要积极治疗前列腺疾病，生活中要避免进食辛辣等刺激性的食物。

（2）要积极治疗泌尿系统感染。有些患者发生排尿困难与泌尿系统感染有关，要给予有效的抗生素治疗，老年女性要警惕有尿道松弛的可能，必要时给予雌激素治疗。

（3）平时要加强体检。有些患者可能有泌尿系统的其他疾病，比如泌尿系统结石、泌尿系统肿瘤，对于相关疾病要进行治疗。

111. 尿失禁是衰弱老年人的"特征"吗？

人到老年，身体"零件"老化，时有"尿裤子"的现象，很多老年人因此而出现社交恐惧，不敢随便出门，更不敢长途旅行，就怕在朋友面前出丑。慢慢地，老年尿失禁已成为"不能说的秘密"，很多人因尴尬不去就医，有的人则认为"尿裤子"是人体自然衰老的过程。尿失禁是衰弱老年人常见但常常未得到治疗的疾病，衰弱和尿失禁在老年人中存在高度重叠，尿失禁提示老年人群衰弱问题的存在，与此同时，衰弱也是尿失禁的危险因素。有研究表明，衰弱老年人尿失禁发生率是普通老年人尿失禁发生率的4倍。

年纪大了，膀胱收缩无力，随着年龄的增长，膀胱功能也慢慢变弱了，当人体发生衰弱，肌肉就会变松。而膀胱肌肉也会变得更加无力，失去原有的收缩能力。如果它的功能变弱，平时大笑或是咳嗽、打喷嚏的时候就会不自主地有尿液流出，也就是我们所说的尿失禁。年龄较大的老年人容易发生尿失禁，这可能与年龄相关的下尿路形态学及功能性改变引起不同的动力学行为，造成老年人逼尿肌收缩力、膀胱容量及膀胱排空能力的下降有关。同时，老年人往往合并有糖尿病、脑卒中、阿尔茨海默病及帕金森病，不仅通过影响认知功能干扰抑制排尿能力，还导致行动障碍，使得衰弱老年人更难应对尿失禁的症状。

112. 衰弱老年人尿失禁的日常照护需要注意什么？

衰弱与尿失禁的发生原因存在共性，生活中不仅需要关注其严重性，还需关注两者的潜在损害，那么衰弱老年人尿失禁的日常照护需要注意些什么呢？

（1）心理支持。衰弱老年人因长期尿失禁而自卑，照护者应给予充分理解，尊重老年人，注意保护其隐私，给予家庭的支持和帮助。

（2）行为治疗。当前尿失禁的治疗方法比较多。盆底肌锻炼，因其操作简单便捷、安全有效，而成为治疗尿失禁的首选方式。许多衰弱伴尿失禁的老年人，盆底肌锻炼的坚持性和依从性随着年龄的增长而变差，需要照护者督促。

盆底肌锻炼到底怎么做呢？首先，排空小便，在膀胱充盈时进行锻炼反而会使盆底肌肉变弱，同时增加尿路感染的风险；然后，找到盆底肌肉群最常用的方法是在小便时突然憋住，就是这些肌群在收缩并发挥作用。选择一个舒适的位置，躺、坐、站都可以进行训练，这里列举一个坐的训练方式。反坐在有直角靠背的硬椅子上，放松身体，把手放在两个膝盖上面，后背坐直，保持正常呼吸。收缩盆底肌肉10秒，放松肌肉10秒，重复练习，持续20分钟。这样为一组，一天做3组练习，上午、下午、晚上各练习一组，直到漏尿的症状有所改善。如果锻炼方法未能改善症状，应及时到医院寻求帮助。

（3）保持皮肤清洁卫生。尿液长期浸湿皮肤可使皮肤角质层变软而失去正常防御功能。尿液对皮肤的刺激，易引起湿疹。甚至发生压力性损伤。要保持皮肤清洁、干燥，及时清洗，勤换衣裤、尿垫、床单，皮肤适量涂抹保护剂。

（4）体外引流。对于不能控制的尿失禁患者，可采用外引流法，防止漏尿。

（5）失禁护垫。可以使用纸尿裤或一次性尿垫，能有效处理尿失禁问题，是最普遍安全的方式。

（6）积极去除诱发因素。过于肥胖的老年人要通过饮食控制、运动锻炼来减肥。慢性咳嗽者，积极控制呼吸道感染。排便困难患者定时排便，排便时勿过度用力。避免或减少腹压增加的活动，如提重物、大笑、跑跳、快步行走等动作。

（7）调整饮食、饮水时间。睡前4小时限制液体摄入，增加膳食纤维，减少辛辣食物和含乙醇、咖啡因或碳酸类饮料。

（8）提供良好的如厕环境。照护者应为衰弱尿失禁老年人提供良好的如厕环境，老年人卧室尽可能安排在靠近厕所的位置，夜间有适当的照明灯。

113. 肾脏出现萎缩在老年衰弱者中常见吗？

人体内有两个肾脏，正常的肾比自己拳头稍大一些，重量等于两三个鸡蛋（150 g），长度在10 cm左右，右肾较左肾略小，男性的肾脏略大于女性，医学上定义的"肾萎缩"是病理解剖学的一个名词，也就是我们常说的肾体积变小了，肾萎缩的原因常常是长期慢性肾脏损害，主要包括糖尿病、高血压、慢性肾炎、系统性红斑狼疮等，这些疾病长期存在会导致肾组织的毁损，也有一些疾病能够导致慢性肾衰竭，但是患者的肾脏体积并不缩小。造成萎缩的原因主要是长时间肾脏疾病、慢性肾炎、输尿管梗阻等，都会导致肾功能受损，继而出现肾脏体积缩小；也有一些是由肾脏先天性发育不足造成的；还有一些是外伤后导致肾脏撕裂伤而造成萎缩。肾萎缩根据萎缩部位分为单侧萎缩和双侧萎缩，根据萎缩程度可分为轻度、中度、重度。一般单侧肾脏出现萎缩，因健侧肾脏功能正常，甚至没有任何症状，如果没有定期体检，很容易被忽视，久而久之就会逐渐失去功能，导致萎缩；如果双侧肾脏出现萎缩时一般会出现症状，比如全身水肿、高血压、腰背部疼痛等，甚至会出现少尿或无尿。所以肾脏出现萎缩不是老年衰弱者的专利，虽然老年衰弱会导致身体各个器官功能发生减退，肾脏体积也会随年龄的增加而缩小，但是在没有疾病影响下，肾脏是不会萎缩的。肾脏出现萎缩是一个漫长的过程，定期体检很必要，完全可以做到早期发现、早期治疗。

114. 肾脏功能不全与衰弱有关系吗？应该如何预防？

衰弱会使引起肾功能不全的可能性增加。老年人各项器官的生理功能出现下降，血管弹性差，血管变硬，导致高血压，高血压常常会损伤肾脏。肾功能不全的老年患者在治疗的同时也应高度关注对肾脏的保养。那么，肾功能不全要如何预防呢？首先，避免服用对肾脏有损伤的药物。如老年衰弱共病人群在持续治疗过程中可能需要用到多种药物，如庆大霉素、磺胺类抗生素、青霉素、消炎痛、对乙酰氨基酚，以及激素、造影剂等，这些药物进入体内后经肾脏排泄，对肾脏影响比较大。因此，医生会在持续治疗阶段考虑各类药物对肾脏的毒副作用，提醒各位老年患者居家自我管理阶段切勿滥用药物。其次，饮食方面要特别注意，蛋白质摄入要适量。人体内的代谢产物主要来源于饮食中的蛋白质成分，因此，为了减轻残存的肾单位的工作负担，蛋白质摄入量必须和肾脏的排泄能力相适应。乳制品、骨髓、蛋黄、肉松、动物内脏等也符合上面的条件，但是因为它们的含磷量较高而不宜食用，因为磷的贮留可推动肾功能不全的严重化发展。为减少食品中的含磷量，食用肉、土豆、鱼等都应先水煮弃汤后再进一步烹调；肾功能不全患者还要注意盐的摄入量，肾功能不全患者的食盐量应视病情而定，如有水肿、高血压者，宜用低盐饮食，每天 2 g 盐。

115. 腰部酸胀痛是身体衰弱，还是肾癌来袭的信号？

在日常生活中，经常会听老年人聊天说："唉！年纪大了，人不中用了，一身病，老胳膊、老腿、老腰到处痛……"大多时候他们认为出现腰部疼痛是年龄大了，身体器官老化了，并没有足够重视，但是有的腰部酸胀痛是疾病的信号。那么引起腰部酸胀痛的原因有哪些呢？这里为大家梳理了腰部酸胀痛较常见的原因：一般结石导致的腰部疼痛是绞痛，难以忍受；泌尿系统感染引起的腰痛常伴有放射痛，并伴有尿频、尿急、尿痛的刺激症状；腰肌劳损出现的腰部疼痛，可伴有腰部活动受限；脊椎病变的患者引起腰酸的症状，同时可伴有运动和感觉的异常；肾癌引起的腰部疼痛通常多为钝痛、胀痛。对于老年患者来说，除了以上原因，还要考虑腰椎退行性病变、骨质疏松等原因造成的酸胀痛，所以引起腰痛的原因是多方面的，也是比较复杂的，出现不明原因的腰痛，不可掉以轻心，不要盲目相信推拿，也不可盲目贴膏药或吃止痛药，应尽快到医院就诊，查清病因，避免发展为更加严重的疾病。对于肾癌患者来说，腰痛是常见症状，多数为钝痛、胀痛、隐痛、闷痛，局限在腰部，疼痛常因肿块增长充胀肾包膜引起，也可能是肿瘤在进展过程中侵犯了周围的器官或腰部肌肉造成的，仅仅出现腰部酸胀并不能说是肾癌来袭的信号，尤其是老年患者，要区分腰痛的原因。人们一直把血尿、疼痛和肿块并称为肾癌的"三联征"，但是三种症状都出现的患者只占10%，肾癌发生的原因目前尚不清楚，有研究报道，可能与现代人高蛋白质、高脂肪饮食结构有关，也可能与环境污染有关。因为肾癌起病比较隐匿，早期症状不明显，一旦出现症状基本上就已经到中晚期了，但值得庆幸的是，目前通过体检能够在无症状前发现肾癌，可及时检出并得到及时治疗，使早期肾癌发现比例升高，晚期肾癌比例下降。所以大家还是要养成定期体检的好习惯，通过早发现、早干预，才能跟晚期癌症说"拜拜"。

116. 慢性肾脏病的发生与老年衰弱有关联吗？

慢性肾脏病与老年衰弱有很高的相关性，他们相互影响，慢性肾脏病会使老年衰弱进程加速，而衰弱也会使老年慢性肾脏病患者病情加重。

老年慢性肾脏病的发病率随着人口老龄化和高血压、糖尿病等一些慢性病发病率升高而增高。老年慢性肾脏病患者随着年龄的增长，肾功能持续下降，会伴随身体活动能力下降，主要表现为力量变小、走路速度减慢，也就是老年慢性肾脏疾病患者看起来更弱一些，会加速衰弱的进程。而衰弱是由身体功能退化及多种慢性病共同影响导致身体更容易受损的一组综合征。但它不等同于衰老，衰老是随着时间推移而自发产生的一种必然过程，是一种复杂的自然现象，是任何人都要经历的一个阶段，表现为身体结构及功能的退化，导致适应性和抵抗力降低，也可能会导致衰弱。有科学研究显示，在老年慢性肾脏病患者中，衰弱前期的发生率为31.3%，衰弱的发生率为33.9%。所以，衰弱的发生会随着年龄的增长而增加，症状也随之增多。衰弱对生理、心理健康和生活质量的影响不容忽视，不管是伴随慢性肾脏病还是其他疾病，我们都应通过科学知识的普及逐步来尽可能降低对老年人、对家庭的影响。

117. 如何判断患有慢性肾脏病的老年患者是不是衰弱了？若是，有什么不良后果？

科学判断老年人是否衰弱有国际通用的标准。该标准指出，如具有不明原因的体重下降、疲乏感、无力、行走速度下降及躯体活动降低中的3条或以上，视为衰弱。对于老年慢性肾脏病患者长期诊疗的定点机构，建议建立健康档案，记录患者的年龄、性别、体质指数、居住地、慢性肾脏病病程，并定期采用微型营养评估量表评估老年慢性肾脏病患者营养状况，包括人体测量、整体评价、膳食评价、主观评价四个部分。而对于老年慢性肾脏病患者自身而言，在没有主动节食、手术等应激状态下，存在反复发作的消化功能障碍症状、体重下降，伴有明显乏力、活动能力下降、情绪低落、兴趣减弱时，则需要高度重视。

老年慢性肾脏病患者如果发生衰弱，好比一只"纸老虎"，表面看起来完好无损，但经受各种应激的能力较差，一有风吹草动就会产生一系列不良后果。专家在对衰弱进行相关研究时发现，衰弱最终会导致老年人跌倒、再次住院、死亡等风险增高，与不伴衰弱的老年慢性肾脏病患者相比，衰弱患者发生死亡、跌倒、住院及感染的风险各增加1.85倍、1.65倍、1.45倍、2倍。死亡是老年慢性肾脏病衰弱患者预后结局中最严重的。既往有科学研究显示，衰弱是死亡的重要原因，综上可知，慢性肾脏病加之衰弱双重因素作用极易导致跌倒、感染、再次入院、死亡的不良结局。

118. 老年慢性肾脏病患者该如何有效自我防治以抵御衰弱的发生？

衰弱是潜伏在老年人身边的"隐形杀手"，除了直接影响患者的身体状态，还会显著影响其生活质量，导致各种意外发生，增加住院风险。那么，老年慢性肾脏病患者如何有效抵御衰弱呢？首先，要识别衰弱的可逆因素，定期检查，找医护专业人员进行综合评估及干预，在医生的指导下严格服用药物。避免造影剂对肾脏的损伤，对于慢性肾脏病的老年人，可能因为病情需要，需做一些特殊检查（增强CT、增强磁共振、介入治疗、血管造影等），做这些检查需要使用造影剂，造影剂一般通过肾脏代谢，所以在做相关特殊检查前，一定要告知医生患有慢性肾脏病，避免造成不可挽回的肾脏损伤。其次，要控制基础疾病，老年慢性肾脏病患者往往伴随糖尿病、高血压、动脉硬化，还包括肿瘤等，基础疾病控制不佳势必会加重肾脏负担，从而引起肾脏损伤，或者导致原有的肾脏损伤加重。最后，是合理的补充营养，很多老年人的子女很孝顺，会给父母买各种营养品，其中不少是含有高蛋白质的营养品。然而盲目采用高蛋白质补充营养，反而会加重肾脏负担，让肾脏"累"出病来。补充营养前，需要让医生评估肾脏情况，看肾脏"可以干多少活"，别把肾脏"累坏了"！当然，也可以寻求医护人员的帮助，增强对营养支持的准确认知，主动学习饮食健康知识，优化饮食结构，建立良好的生活习惯。同时，鼓励老年人积极参与适合肾脏病患者的运动，如打太极、散步、跳广场舞等。多管齐下，定会对老年慢性肾脏病患者抵御衰弱有所裨益。

119. 老年衰弱对肾脏影响这么大，该如何保护肾脏？

人们常开玩笑说"肾"在江湖飘，不能不服老，随着年龄的增加，人们越来越关注肾脏的保护问题。那么老年衰弱人群该如何保护肾脏？

（1）控制好基础疾病。糖尿病、高血压都会对肾脏有损害，同时肾脏病又会加重糖尿病及高血压的病情，所以有这些基础疾病的患者，要定期到医院检查尿常规、肾脏功能。

（2）用药要谨慎。必须用药时，在医生的指导下，选择对肾脏损害小的药物。因为药物排泄只能通过肝脏代谢或肾脏代谢，所以大多数药物都会有不同程度的肾损害。日常使用的止痛药、感冒药、中药均有肾脏毒性，须在医生的指导下服用。有药物过敏或肾脏疾病的患者，开药前须跟医生说明，医生会酌情调整剂量，切不可用偏方、乱服药。

（3）注意保暖预防感冒。对于老年衰弱者而言，一次小小的感冒无疑是雪上加霜。感冒不仅会直接诱发IgA肾病，感冒药或大量抗生素的使用，还会导致肾病。

（4）有充足的日常活动。每周进行中等强度运动训练3～5次，每次至少30分钟；每周参与高强度运动训练至少3次，每次20分钟。对于已经发生衰弱的患者，在医生的指导下，也要做运动训练、步态训练等。如果有心律失常、肺淤血、肌肉减少症等疾病，一定要在医生指导下进行特殊的运动康复锻炼。

（5）加强对衰弱的管理。对老年慢性肾脏病衰弱患者的管理应采用个体化管理，最大限度地改善患者的衰弱状态，纠正营养不良，防止发生跌倒、失能等，提高生活质量。

120. 肾功能不全的老年患者用药需要注意哪些问题？

现在老年患者用药常常存在几个误区：一是自己点名用药，有些老年人凭着自己"久病成医"的经验，每当慢性病复发时，直接去药店买药来吃。二是慕名吃药，跟着广告走。三是认为用药品种越多，效果越好。四是相信"贵重药"，认为价格越贵，效果越好。五是认为滋补药有益无害。这样不仅会产生抗药性，还会大大增加对肾脏的负担。俗话说："是药三分毒"，药是一把双刃剑，在治疗疾病的同时，或多或少会造成一些损害。肾功能不全的老年衰弱者更要提高对药物毒性的认识。例如，使用以下药物时要注意：① 氨基糖苷类抗生素肾毒性最大，常见的有新霉素、庆大霉素等，这种药物的肾毒性与用药时间长短、剂量大小都有关系。② 头孢菌素或青霉素类，其中第一代头孢菌素的肾毒性最大，第二代次之，第三代、四代几乎无肾毒性。使用哪一类抗生素应根据感染的具体情况，选择最合适的、最敏感的抗生素。③ 磺胺类药物，如复方新诺明（磺胺甲噁唑/甲氧苄啶），容易引起梗阻性肾病，用药的时候一定要多喝水。④ 解热镇痛药，常用的有阿司匹林、布洛芬等，特别值得重视的是感冒药。

除了这些西药，很多人误认为中药药性平和、无毒副作用，有"有病治病、无病强身"的功效，导致误服中药。例如，板蓝根有病没病泡着喝、六味地黄丸随意充当"壮阳药"、乌鸡白凤丸美容补血又调经、牛黄解毒片一上火就来几片，这些都没有考虑个体的情况，使用不当会损害肾功能。此外，更不能疑难杂症找偏方，甚至相信"天然无毒、无副作用"的谎言。

眼耳鼻喉科疾病

121. 衰弱会引起老年人五官功能的衰退吗？

随着年龄的增长，衰老随之发生，但每个人的衰老速度不尽相同，有些人快，有些人慢，衰老是不是就是衰弱呢？答案是否定的。老年人多病共存是诱发衰弱的导火索，如抑郁、心脏功能衰竭、糖尿病、认知障碍、视力和听力下降等，诸如此类都是衰弱发生和发展的相关因素。所以预防和管理好现患疾病，就是积极预防老年衰弱。

在步入老年后，人们的五官方面也会出现一系列的功能衰退，如听力下降、视力下降、嗅觉减退、味觉减退、吞咽障碍等症状。这些症状并非就判定为衰弱，但随着症状加重，逐渐演变为相关疾病，继而导致衰弱的发生。当然五官功能衰退并不意味着衰弱，两者存在着一定的联系，我们需要正确看待和积极治疗，方为解决老年人衰弱问题的上策。

122. 听力下降是衰弱所致，还是步入老年都会发生呢？

一般60岁以后，人的听力就会慢慢下降，同时可能还伴有耳鸣，给生活和沟通带来障碍。但并不是每个老年人都会听力下降，也有老年人到八九十岁了还耳聪目明。

部分听力下降可能与衰弱有关，因为衰弱对肌肉、神经系统的影响，也有一些听力下降与其他因素有关，比如噪声、高血压、冠心病、糖尿病、血栓等。

当老年人听力出现以下症状时，一定要及时到正规医院的耳鼻喉科进行听力的检查和治疗，在专业医生的指导下配助听器（图4-22），不能随便处理或置之不顾，否则不仅会加重听力的损害，还会增加老年衰弱带来的健康损害。

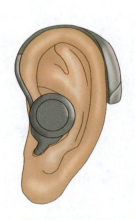

（1）无特殊原因发现听力逐年下降，有时与别人交谈只能听见声音，却听不清楚内容。

（2）经常打岔、答非所问或总是要求对方重复。电话铃声开得很大，却经常听不到手机响。

（3）日常交谈说话时声音比正常人偏大，当被要求小声时，还是会不自觉地提高说话音量。

图4-22·助听器

（4）看电视或听收音机时不考虑别人的感受，声音已经开得很大了，却还说听不清。

（5）有一些老年人会发现容易听不到高频的声音，例如经常听不到诸如鸟叫声等自然环境的声音。

（6）出现耳鸣，甚至头晕、记忆力衰退等现象。

123. 老花了一定要戴眼镜吗？以前有近视还会得老花吗？

人在四五十岁就会开始出现看字不清的状况，这是因为眼睛的远近调节能力下降了，也就是老视（俗称老花），有以下症状就需戴佩老花镜了。

（1）看近的东西困难，会不自觉地把书报拿远或头后仰，阅读距离更远才能看清。

（2）阅读需要更强的光线。

（3）看近的东西不能持续很长时间。因为眼睛调节能力下降，若调节时间长了看东西就会出现重影或串行，有些老年人甚至还会出现眼睛酸胀、流眼泪、头胀痛等症状，无法继续阅读。

人发生真性近视后，近视就不会消失了，而且随着眼睛调节能力的下降还会得老花，也就是说近视的人随着年龄的增加还是会老花，但是近视的人老花以后（看近视的程度而定）不一定必须要戴老花镜，可以把近视眼镜拿掉看书报，但也有人会因为度数的原因需要近视眼镜和老花眼镜在看远看近时不停地切换。所以我们会发现有一些老年人走到哪儿都带着两副眼镜，需要看远的用近视眼镜，需要看近的（如读书看报等）又换成老花镜。其实，现在的科技可以满足两副眼镜合二为一，建议到专业的医院或验光机构配镜，有双光镜片和渐进镜片可供选择，可以免去两副眼镜换来换去的麻烦。

124. 老年人发生白内障的原因和症状是什么？白内障可以预防吗？

白内障是老年人易患的可致盲的眼部疾病。眼睛的内部有个组织叫作晶状体，视力良好的时候它是透明的，就像是房间里的玻璃窗，光线通过它到达视网膜（就像房间里面），人们才能通过它清晰地看到外面的世界，如果晶状体（玻璃窗）因为某些缘由变得混浊不清，那么能够穿过它（玻璃窗）到达视网膜（房间里面）的光线就会受到阻碍，这时人们就会看不清外界的东西，看东西感觉模糊，这就是白内障的发生（图4-23）。

老年人在得了白内障以后，视力会慢慢下降，如果不及时治疗，最严重的后果是失明。两只眼睛发生白内障可有先后，有时一只眼睛症状轻些，一只眼睛症状重些。初期症状，眼球转动时似有阴影在眼前转动，而后视力会慢慢地下降，最终仅能看见眼前手动或有光感，甚至失明。

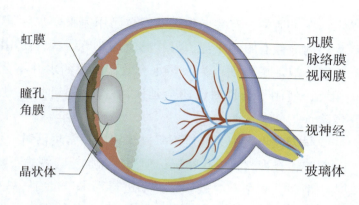

图4-23 · 眼球结构

到目前为止，老年性白内障的病因还不十分明确，医学研究认为可能与高龄、衰弱、家族遗传、营养不均衡，以及紫外线长期照射等因素有关。除此之外，糖尿病老年患者也易得白内障，这和血糖控制不佳有关，因此糖尿病患者应严格遵照医嘱控制血糖。既往有科学研究发现，我国西藏等高原地区太阳照射比较多，紫外线比较强，老年性白内障的发生概率比其他地区相对要高一些，这是由于晶状体内的蛋白质长时间被大量紫外线照射后发生变性和混浊，就发生了白内障。所以，防止眼睛被紫外线直接照射非常重要，阳光强的时候，建议外出戴墨镜、打遮阳伞。另外，老年人虽然不能抗拒衰老的发生，但日常注意用眼卫生、戒烟、多吃富含维生素的瓜果蔬菜、清淡饮食、保持心情愉悦、生活规律乐观，也对预防老年性白内障的发生有积极的作用。

125. 白内障一定要手术吗？衰弱的症状减轻是否有利于缓解白内障的症状？

老年衰弱前期躯体生理功能储备下降，或没有衰弱的表现，或没有引起不良后果，通过辅助措施的干预，这种衰弱是可逆的，甚至可完全恢复。但老年性白内障的发生是晶体退行性改变，是不可逆的。衰弱症状的减轻只能是让白内障的进程更缓慢些。

日常工作中，我们经常遇到很多认为滴滴眼药水就能好的老年白内障患者。但事实并非如此！目前，医学领域中尚未研发出可以根治白内障的眼药水。在生活中，有些老年人觉得自己用完眼药水后眼睛舒服很多，这多半是因为白内障伴有眼睛干涩、异物感、灼热等症状，使用眼药水后，上述症状略有改善，故让患者误以为眼药水有效。但眼药水并不会对白内障起到治疗作用，相反，使用不合理时，还会延误治疗的最佳时机，加重白内障的病情及手术风险。

早期仅出现视力轻度下降并未影响日常生活时，可以定期（每3个月左右）到医院检查视力等变化情况，但当症状加重，视力下降到0.5以下，影响到工作或生活时，则须及时就诊，择期进行手术。也有一些生活中对视力要求比较高的人（比如平时要开车、学习等），可能他的视力还是0.5或以上，但视力影响到他的生活了，也可以尽早进行手术治疗。现在的手术比以前传统手术切口更小、恢复更快、并发症也较少，所以由白内障导致视力下降的患者，也不用害怕。眼睛能看见，身体才能更好地行动，避免跌倒等不良事件的发生，对老年衰弱者尤为重要。

126. 老年衰弱期的眼睑变化需要治疗吗？

发生老年衰弱时，老年人的全身肌肉含量将下降，肌肉功能也会减弱，在眼部还体现在眼轮匝肌功能减弱，眼睑皮肤及韧带松弛，上眼睑则会出现上睑下垂，下眼睑使眼睑的边缘不能很好地贴合在眼球上，在重力作用下就会下坠导致外翻。

上睑下垂会伴随很多症状，如视物模糊、眼干眼涩、眼睛及眼眶疼痛等，严重的可能会有恶心、眩晕、头痛等症状。这其实是眼睑下垂后引起的疲劳综合征。最终给眼睛和生活都带来不良影响。

当老年人出现上睑下垂时，只需在局麻下做上睑皮肤松弛整复术，是一种风险比较小的手术，几乎不影响生活，第二天就可以出院，一周左右拆线。如果只出现上睑皮肤松弛，那么只需要切除松弛的多余的上睑皮肤。如果是上睑皮肤松弛的同时还伴有眼眶内脂肪膨出的患者，则需切除多余松弛的上睑皮肤，再切除多余的脂肪即可。手术风险较低，术后，不仅能提高生活质量，还能减轻老年人的视疲劳症状，看上去更精神、更自信。

眼睑外翻除了对外观的影响，还会使眼睑结膜暴露在外，使泪液不能湿润到结膜，导致充血、分泌物增加，时间长了会出现干燥、粗糙、流泪等症状，更严重的会使眼睛无法完全闭合，使角膜失去保护，导致角膜干燥，如果继续加重容易引起暴露性角膜炎和角膜溃疡。

发生老年性睑外翻时，可使用眼膏保护角膜，也可进行局麻整形手术进行修复，及时发现、及时治疗就不会造成眼睛的严重损害。

127. 鼻出血与老年衰弱有关吗？

在临床上，耳鼻喉科经常会收治老年鼻出血患者，有的老年人入院时说："我以前从来不流鼻血，现在年纪大了也不知道怎么了，也没做什么，突然就流鼻血了，止也止不住，急诊都跑了几趟，实在不行了，医生说要手术止血，才来住院。"为什么年纪大了会发生鼻出血呢？

因为老年衰弱可引起：① 鼻腔内腺体萎缩。② 鼻腔内分泌物的生成降低，血管慢慢老化，弹性降低，更加脆化，这会导致毛细血管更容易破裂，从而导致鼻出血的情况出现。而当老年人患高血压动脉粥样硬化，以及冠心病、血液疾病、肝肾慢性病、营养障碍或缺维生素C、维生素K或钙等都会出现不同程度的流鼻血，因为这些疾病会使毛细血管变脆变硬，失去弹性，一旦受刺激就会发生流鼻血的现象。也就是说，老年衰弱以后鼻出血的发生率和风险比正常人高。

128. 老年人日常出现鼻出血该怎么处理？

当老年人发生鼻出血时，切勿慌张，可按以下步骤自行处理。

首先，取坐位或半坐位，缓慢地深呼吸，充分放松。不要仰卧或头后仰，因为仰卧或头后仰时血液会经过后鼻孔流入口腔内，当血量比较大时，容易误吸入呼吸道而引起窒息，另外要把流入口腔的血液尽量轻轻吐出来，防止血液咽下后刺激胃肠道引起恶心、呕吐及误吸等。其次，用手指紧紧按住鼻梁下方的软骨部位，身体微微向前倾，或按压住出血侧的颈动脉，切不可同时按压两侧颈动脉。按压持续10～20分钟，不要只捏住鼻孔，否则鼻腔内还在出血，也不要用卫生纸或棉花等堵塞鼻孔，因为纤维质可能会导致再次出血（图4-24）。最后，可用小冰袋、冷水袋或冷毛巾敷前额、鼻梁或颈部，以促进血管收缩，减轻出血症状。口腔内血液较多时可以用

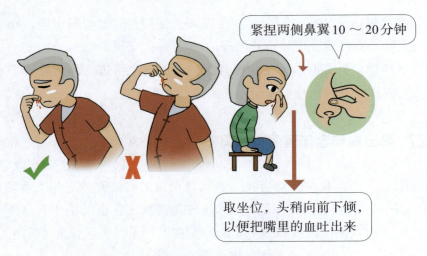

紧捏两侧鼻翼10～20分钟

取坐位，头稍向前下倾，以便把嘴里的血吐出来

图4-24·鼻出血按压方式

冰水漱口。

如按上述步骤在20分钟内仍不能止血，应该马上去医院耳鼻喉科进行治疗。如果鼻出血的次数过多而且没有原因和征兆，或者伴有耳鸣、头痛、眩晕、视力降低等其他症状，也请尽快到医院进行诊断和治疗。因为这些有可能是由高血压、凝血功能障碍或鼻腔内肿瘤等引起的，需要及时接受医生的诊断和治疗，以防止因出血过多导致缺血性休克，危及生命或耽误其他疾病的诊治。

另外，鼻血止住以后，鼻腔内可能会有一些血凝块，尽量不要用力擤鼻涕、打喷嚏或用力揉捏挤出血凝块来，否则会再次引起鼻出血。

血液系统疾病

129. 老年衰弱会使血液疾病遗传或传染给子女吗?

衰弱是一种症状，不会使老年人血液病遗传和传染。人们往往认为血液是流动的，就以为血液疾病具有传染性，其实血液疾病并不具有传染性，即使衰弱也不会有传染的风险。

很多子女在得知家中老年人得了血液疾病，便会担心遗传，害怕自己也会得血液疾病。其实，遗传并不是代表下一代一定患病，只是指患病率会比一般人高。明确具有遗传性的血液疾病常见的有地中海贫血、血友病、蚕豆病等。

在日常体检中，血常规是体检的必查项目，当血常规中红细胞出现异常时，提示可能出现红细胞相关疾病，比如常见的贫血、溶血，还有红细胞增多症。当白细胞数值异常时，可能发生了白细胞相关疾病，包括炎症、过敏反应或血液恶性肿瘤，比如白血病、淋巴瘤、多发性骨髓瘤等。如果有不明原因出血点、瘀斑或伤口流血不止等症状，极有可能是血小板或凝血功能出了问题，建议如果出现上述异常，需要进一步查找原因。

130. 衰弱会不会导致老年人患血液系统疾病的概率增加?

衰弱老年人可能容易患病且患病后恢复慢、愈后不佳等，衰弱对老年人的健康存在较大影响，但并非老年人患病的直接原因。

血液系统疾病主要是指原发或累及造血系统的疾病。它可以发生在任何年龄段，它的疾病种类多、病因复杂、症状多样化，常见贫血、出血、感染等症状。多项研究表明，血液系统疾病是多种因素所致，比如化学因素，长时间接触有害化学制剂如杀虫剂、苯等；物理因素，长时间接触X线造成造血干细胞、骨髓微环境的损害，影响骨髓的造血功能；除此之外，血液疾病与遗传因素相关，免疫因素、生物因素等也可导致血液疾病。

在某些特定血液系统疾病中，如多发性骨髓瘤，好发于老年群体，平均发病年龄在65岁。目前病因仍不明确，文献曾报道，发病与放射线、有毒的化学物质、病毒感染（肝炎病毒）等因素相关。

另外，由于老年人胃肠道功能较年轻人差，容易发生叶酸、维生素B_{12}、铁等微量元素吸收不良，因此老年人更容易出现营养不良性贫血。

虽然衰弱不是老年人得血液系统疾病的直接因素，但衰弱在血液系统疾病治疗中会增加并发症的风险，如加重多发性骨髓瘤相关症状，影响其治疗耐受性；也会增加化疗后并发症的发生率，使肝脏肾脏功能受损、肺部感染、泌尿系统感染的风险增加。

131. 老年人突发神情淡漠、反应迟钝是衰弱的表现吗？日常如何判别？

任何诊断都应当具备科学的诊断依据，不能仅凭单一症状而随意下结论。在前面章节中，编者写到肺性脑病相关内容，提示需要警惕呼吸系统疾病的发生，可见这一症状佩戴着多重"面具"，也给医生的诊断增加了诸多障碍。因此，需要结合各项检查指标进行综合分析，不可因某个单一症状而确定为老年衰弱。本书第一篇已经详细阐述了如何判断老年人是否存在衰弱，我们可以参照进行简单的判断，同时老年人与衰弱之间不能等同，老年人并非都会出现衰弱。

既然不一定是衰弱，那当出现神情淡漠、反应迟钝，我们该如何判别呢？老年人经常伴有多种疾病，同时服用多种药物，这就给我们的判断增加了难度。当老年人出现身体不适时，家属切忌随意自行判断停药或置之不理，不予以重视，需到医院进行仔细检查，可以首先从神经科、呼吸科开始排查，最后不要忽略检查血液系统的疾病。据调查显示，血液系统疾病中老年人贫血的发生率高达35%，其神经系统表现症状经常会被认为是精神或神经系统出了问题，因此建议必要时进行血液系统疾病的排查。

132. 老年人长期贫血，只要好好补补就可以吗？

贫血在老年人群中的发生概率可高达35%，这与老年人的血液系统生理性改变有着密切关系。主要体现在随着年龄的增长骨髓中的造血功能逐步下降，某类造血细胞的数量和质量也逐渐走下坡路。老年人各类造血细胞的增殖能力也随之减弱。红细胞生成素减少，同时血液中营养物质铁、叶酸、维生素B_{12}减少。这些生理性改变让贫血更容易与老年人"为友"。

那贫血仅仅是由营养物质缺乏导致的吗？国外的研究显示，大约2/3的贫血由2个以上的病因导致，但最突出的5个原因是：炎症（62.1%）、铁缺乏（30.5%）、叶酸缺乏（21%）、慢性肾衰竭（17.9%）、维生素B_{12}缺乏（11.6%）。在老年患者中，维生素B_{12}缺乏是由食物吸收障碍和恶性贫血造成的；老年人缺铁性贫血往往是由消化道出血引起的，应高度警惕胃肠道恶性肿瘤的可能。由此可见，长期贫血并不只是简单补补就可以。

贫血的治疗首先要明确贫血的原因，积极寻找和去除病因才是治疗贫血的根本。若贫血严重，要在短期内改善贫血症状，主要方法是输血。

当然食补也是治疗贫血必不可少的一环，血液中营养物质的来源主要如下。

- 矿物质铁来源最丰富的食物：黑木耳、海带、紫菜、蘑菇、白木耳。
- 矿物质铁来源较为丰富的食物：动物内脏、蛋黄、瘦肉、豆类。
- 矿物质铁来源丰富的新鲜蔬菜：芹菜、鲜豆角、菠菜、荠菜、豆芽。
- 矿物质铁来源丰富的水果：山楂、杏、葡萄、桃、红枣、龙眼。
- B族维生素、维生素C来源丰富的食物：谷类、豆类、动物内脏、新鲜蔬菜、水果、粗粮。

133. 老年人经常头晕、眼花、全身痛，都是衰弱"惹的祸"吗？

步入老年后，身体经常会出现一些小病痛，不是这里疼就是那里痛，偶尔还会头晕、眼花。这未必都是衰弱的问题，也可能是其他疾病带给你的信号。衰弱不是一种疾病，是一种症状，也正是因为它是一种症状，往往可能掩盖了真正的疾病。

引起头晕、眼花的原因有很多，比如神经系统疾病、血液系统疾病、眼科疾病、颈椎病等，原因不同所采取的针对性措施也不同。

有一部分老年人，常有关节痛、骨痛、骨质疏松、手脚麻木，还会伴有头晕、眼花、多尿（尿明显为泡沫尿）等现象，家人都是凭经验带老年人到神经内科、骨科、肾内科就诊，经过治疗后，症状仍然不见好转，最后到血液科门诊确诊为老年人群中好发的血液系统疾病——多发性骨髓瘤。漫长的诊疗历程让年老体弱的人感叹"看病好难"。那有没有办法提前知道这类疾病的发病信号呢？下面列出需要警惕多发性骨髓瘤发生的症状：

（1）不明原因的骨痛，在没有明显诱因的情况下出现骨痛、打喷嚏或弯腰时疼痛加重，自行休息后无法缓解，医院行X线检查发现存在骨质破坏甚至骨折时，需要警惕多发性骨髓瘤前兆。

（2）不明原因的贫血、脸色苍白、体感疲乏无力，血常规检查提示血红蛋白明显降低。

（3）不明原因的肢体麻木，甚至截瘫，磁共振（MRI）结果提示有脊髓压迫，椎体被破坏。

（4）反复出现发热，经各种抗感染治疗没有明显好转。

（5）小便中出现泡沫，体检报告尿检提示有尿蛋白，血标本检查肌酐指标上升。

（6）食欲减退，进食后出现恶心、呕吐，体重下降。

另外，如有患者早期没有明显的临床症状，仅仅在体检报告中发现球蛋白升高且合并有贫血、尿蛋白阳性的情况，也需要警惕多发性骨髓瘤发生的可能。

骨与关节疾病

134. 一个喷嚏竟会引起胸、腰椎骨折吗？

在骨科门诊经常会遇到这样一类高龄患者，"医生，我打了个喷嚏，腰背部就疼痛难忍，甚至直不起腰"。经过体格检查，医生初步判断他们是椎体骨折了。一个喷嚏，骨头断了。的确，听起来有点匪夷所思，但其实，导致他们骨折的罪魁祸首是骨质疏松（图4-25），这在临床上并不少见，多发于老年人。

老年性骨质疏松症是人到老年，随着激素、代谢水平的改变，人体对钙的利用率降低，骨质退变，进而导致骨头的脆性增加。这种骨质疏松症多发于70岁以上老人，女性略多于男性，男女发生之比约为1：2。

为什么骨质疏松会导致骨折？因为，正常情况下人的骨质致密，支撑力强，当骨质疏

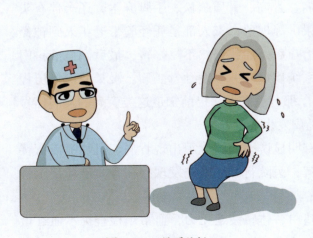

图4-25·骨质疏松

松时，骨质变得疏松，出现空洞，像莲藕或剥去外皮的甘蔗，强度下降，支撑力也大打折扣，只要有轻微的外力，像"闪腰"、弯腰，甚至咳嗽、大笑、打个喷嚏，都很容易导致胸椎、腰椎、肋骨等发生脆性骨折，其中胸腰椎骨折尤为常见。

如何预防骨质疏松呢？老年人日常应该注意：饮食上应多摄入富含钙质及维生素 D 的食物，如奶制品、虾皮、鱼（尤其是海鱼）、芝麻酱、豆类、蛋类等；适当户外运动，晒太阳，不吸烟，不酗酒；建议定期做骨密度测试，必要时，在医生的指导下规范使用抗骨质疏松药物，有效预防骨质疏松，远离骨质疏松方为良策。

135. "走路就像踩棉花"也与脊椎病变有关吗？

说起颈椎病，很多老年人都不陌生，而说起颈椎病的症状，大家就更加熟悉了，不外乎就是颈部及肩部的疼痛，偶伴有头晕，严重的可能会出现手麻等症状。然而，正是这些"常规性"的认识，让很多老年人完全忽略了颈椎病的其他类型，各类型危害性不同，而其中有一种发病率不高但是一旦发病却危害最大的，叫"脊髓型颈椎病"。脊髓型颈椎病患者初期症状不明显，仅表现为普通症状，如颈肩痛伴头晕、呕吐等，有的患者会出现手脚麻痹，很容易让人误以为是神经的问题，进而导致延误病情。

随着病情的发展，患者可能会表现为双侧或单侧下肢麻木、疼痛、僵硬、无力、颤抖，行走困难，走路时有踩棉花的感觉；之后会发展为双侧上肢发麻，手的握力减弱，灵活性降低，发展到容易掉落物品；同时可能出现胸、腹部感觉像被绳子绑住一样，医学上称为"束带感"。症状加重的同时，可能会出现便秘、排尿困难与尿潴留或尿失禁症状，或卧床不起，也可并发头昏、眼花、吞咽困难、面部出汗异常等症状。

如果有上述的表现，那就需要尽快到医院的脊柱外科完善专科检查。通过症状、医生体检，结合 X 线、磁共振、CT 等检查，以明确诊断。很多老年人一旦存在颈椎病的相关症状后，会首选推拿按摩，但是脊髓型颈椎病是严禁按摩的，如此一来，便会加重脊髓受压，导致病情恶化。脊髓型颈椎病除非极早期可用药物治疗，其他阶段越早手术，效果越好。

136. 衰弱期老年人出现走走停停是何原因?

一提到腰腿疼,很多老年人就认为腰椎间盘出了问题,但有些老年人久站或长距离行走后会出现下肢疼痛、麻木,蹲下或坐下后症状缓解或消失,再行走又出现症状。这一疾病被称为间歇性跛行(图4-26),是由腰椎椎管狭窄引起的。

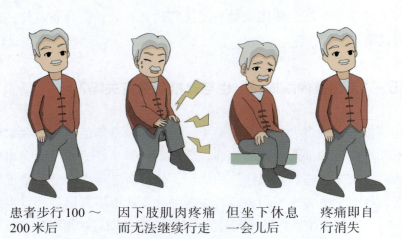

| 患者步行100～200米后 | 因下肢肌肉疼痛而无法继续行走 | 但坐下休息一会儿后 | 疼痛即自行消失 |

图4-26·间歇性跛行症状

简单来说,人的脊椎腰部这一段的椎管内部变狭窄,压迫脊髓,会引起腰腿痛,间歇性跛行,当压迫到神经时,还会导致大小便功能障碍。有的腰椎椎管狭窄是先天性的,老年人的腰椎椎管狭窄大部分是脊椎退行性变化所导致。这一症状明显特征是当腰椎处于伸直体位时症状加重,弯腰时缓解。因此,有些患者常感觉弯腰骑车或爬坡时正常,但直立行走困难,那是因为我们在走路的时候腰椎是伸直的状态,会使椎管内的组织充血、水肿,然后椎管管腔狭窄压迫就会加剧,进而疼痛也就加剧了。而骑车的时候,人的腰是向前弯曲的,腰椎后面间隙变大,不会压迫到神经,所以就没那么痛了。有的患者最初能正常行走,但慢慢发展到走十几步就出现症状。

是不是腰椎椎管狭窄就要手术呢?不是的。前期可以先保守治疗:卧床休息3～5周(硬床),遵照医生嘱咐准确用药(消炎、消肿、止痛),功能锻炼。此外,局部打封闭针也是常见的选择,不用开刀,腰痛的部位打上一针封闭神经。但是如果保守治疗3个月仍然没有效果或打了封闭针疼痛还在加剧，此时就需要手术来解决了。当然，如果出现了大小便障碍，也要及时就医进行手术治疗。

137. 出现腰背痛、活动受限、午后低热、乏力时应该警惕什么？

老年人腰背痛很常见，但引起腰背痛的原因有很多，其中可能藏匿着不被察觉的疾病，比如结核。结核病对于很多老年人来说是既熟悉又陌生。熟悉在于鲁迅先生笔下的"人血馒头"、红楼梦中的林黛玉"肺痨"；而陌生在于，好像现在很少能听到"结核病"的病例，产生了这个病已经被人类医学消灭了的错觉。但其实并不是这样！

结核病菌可以侵犯全身多个器官，除了肺结核，还会感染其他器官和部位，如骨结核，其中最常见的就是脊柱结核。当出现腰背部疼痛、活动受限时，大部分老年人知道可能是腰椎出现了问题，但如果同时还出现了午后低热、乏力时，就要警惕脊柱结核了。作为老年患者，千万不可讳疾忌医，否则不仅延误治疗，还可能使病情加重。及时就医，才能及早诊治，以免漏诊误诊。

得了脊柱结核怎么办？对于临床症状较轻，影像学检查提示骨质破坏范围较小、脓肿不大，并对抗结核药敏感的患者可考虑行保守治疗。同时还要注意加强营养，卧床休息，可佩戴躯干支具限制脊柱活动（图4-27），有利于减轻疼痛、预防畸形加重及病灶修复。一旦确诊为脊柱结核，需遵循"早期、规律、全程、适量、联合"十字抗结核用药方针。对于经保守治疗效果不佳，病情仍继续进展的患者，或骨质破坏严重伴死骨形成、脊柱不稳或畸形的患者，或出现神经、脊髓功能损害或截瘫的患者需进行手术切除病灶、解除压迫、重建脊柱稳定性。术后仍需要在医生的指导下坚持服用抗结核药物。

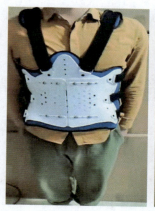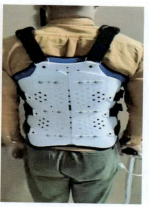

图4-27·胸腰椎支具佩戴

脊柱结核会传染给其他人吗？结核的传染途径主要是通过飞沫经呼吸道传染，脊柱结核的患者如果没有合并活动性的肺结核，痰里面没有结核分枝杆菌往外排出是不具有传染性的。

138. "站不久，走不远，推个轮椅到处跑"，这种生活还能改善吗？

随着社会老龄化的日益加重，我们经常会见到推个轮椅到处溜达的老人，他们站不久、走不远，生活质量大大下降。其实，这多数是退变性脊柱畸形惹的祸。随着年龄的增长，老年衰弱的表现也日益明显，而脊柱关节慢慢退变老化造成的一系列脊柱疾病也在此时显现。脊柱正常的生理曲度为"前凸后翘"，生活的压力、不良的姿势、劳作的磨损、年龄的增长等因素导致脊柱生理曲度发生改变或消失，进而就出现了颈椎病、腰椎间盘突出、腰椎管狭窄等。

衰弱期的老年人还有希望预防这种现况吗？其实，只要我们通过改变生活的不良习惯，是可以早期预防的。那么，老年人日常该如何预防呢？首先，需注意保暖：腰部受凉后会诱发、加重腰椎间盘突出。其次，应正确用腰：搬抬重物，先做好准备姿势，不要突然用力；搬、提重物尽可能双侧用力；弯腰捡东西时候先蹲下。再次，要避免久坐、适当活动：不端正坐姿时，腰椎处于后弯的位置，腰部肌肉韧带均处在紧张状态，腰椎间盘承受的压力增大10倍。最后，老年患者要抗骨质疏松，增强骨骼质量，降低畸形风险。

退变性脊柱畸形可以治愈吗？随着技术提高、手术器械的改进、手术方法的改进，对于腰椎管狭窄、退变性侧弯的老年衰弱者，手术治疗的安全度还是很高的，对90% ～ 95%的患者效果较为理想。

139. 胳膊痛，抬不起，是肩周炎还是颈椎病？

每当季节交替，伴着阴雨，一些老年人的肩膀酸痛又"如期而至"。当他们带着举不起来又有些麻木的手臂来就医时，除了大家耳熟能详的肩周炎，有些人会被诊断为"神经根型颈椎病"，多数老年人此时会产生疑问：我明明肩膀酸，手臂重，怎么是脖子出了问题呢？

那么，什么是神经根型颈椎病呢？它其实是颈椎病中最为常见的类型，好发于中老年人，衰弱期老年人尤甚。是由于颈神经根受到刺激和压迫，一侧或双侧上肢出现放射性疼痛，典型的表现为颈部和肩背部的疼痛，以及上肢的放射性疼痛、麻木、无力。

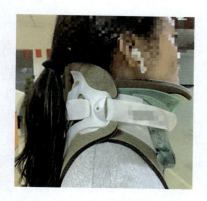

图4-28·颈托佩戴

神经根型颈椎病以非手术疗法为主，98%以上的患者可以治愈或好转。用牵引疗法，配合医生特制的"围脖"制动（图4-28）及止痛药物等一起治疗，症状会有明显改善。手法按摩也有一定效果，但应到正规理疗机构，请富有临床经验且操作轻柔的按摩师治疗为宜。切忌粗暴操作，否则容易引起意外，尤其是颈椎椎管狭窄和骨质增生的患者更要小心。

当存在以下情况时，应考虑手术：① 经正规非手术疗法3个月以上无效，而且症状、检查及神经定位一致；② 进行性肌肉萎缩及剧烈疼痛诊断明确者；③ 非手术疗法虽然有效，但症状反复发作，影响工作、学习和生活者。

如何预防神经根型颈椎病？首先，老年衰弱者应当避免长时间低头读书看报，由于老年人的视力退化，专注度降低，一张报纸或一页书要看很久，长时间低头加上老年人骨骼退化，就容易患上颈椎病。其次，注意颈部防寒保暖。颈部受寒冷刺激会使肌肉、血管痉挛，加重颈部僵硬，夏天开空调时，应注意不要让冷气直接吹往颈部，颈部受凉不仅可诱发颈椎病，还会使其加重。最后，加强颈部、背部肌肉锻炼，如上身直立，头略后仰，立位或坐位均可，双手交叉放在枕后（即后脑勺）部位，用力向后仰头，同时双手用力抵住枕部使头不能后仰，即头和双手对抗。

140. 为了脊柱健康，老年衰弱人群该怎么做？

脊柱的主要功能是支撑和承载人体的重量，但脊柱承受的重量绝对超乎想象。当人平躺时，脊柱承受1/4的体重；坐时，承受体重的2/3；站立时，它承受了1倍体重；而弯腰时，则是体重的2倍。人体的脊柱默默承受了多少？人到老年，脊柱的退变和老化是无法阻止的，但可以通过纠正不良习惯、加强锻炼以减缓脊柱老化的进程。

生活中常见的不良习惯有哪些呢？例如，长时间低头玩手机、长时间低头工作、使用过高的枕头、躺着看手机、突然弯腰捡东西、睡过于柔软的床、软趴趴地坐着等，这些都让人的腰椎和颈椎"有苦说不出"。所以，要纠正恶习，就要改变自己，养成良好的坐姿（坐如钟）、站姿（站如松），走路不驼背、不含胸，捡东西下蹲，不弯腰负重，选择高度适中的枕头（一个拳头高度），注意脊柱的保暖，预防意外伤害，保证充足的蛋类、高钙和维生素D的摄入。

而老年衰弱人群在加强锻炼的同时，更要选择合适的运动方式（图4-29），建议以轻、中度运动为主，非常轻度运动如购物、散步、做家务；轻度运动如广播操、太极拳、八段锦，五禽戏、脊柱保健操；中度运动如快走、慢跑、骑车、健身操，从轻到中循序渐进，根据自身实际来选择适合自己的运动，保护好脊柱！

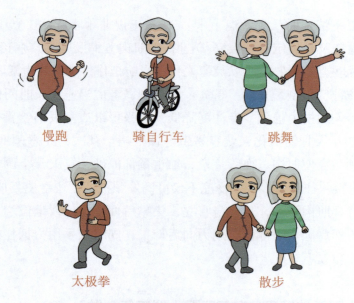

慢跑　　　　骑自行车　　　　　跳舞

太极拳　　　　　　　散步

图4-29·老年人可采纳的运动方式

141. 老年人易骨折是衰弱惹的祸，还是因为骨质疏松？

老年人易发生骨折的原因主要有外在因素和内在因素。

跌倒损伤是老年人易发生骨折的外在因素。这与老年人步入衰弱后关节活动受限、肌肉力量下降退变所致的肌张力改变有关。在身体稳定性出现异常时，

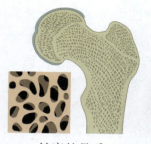
健康的骨质

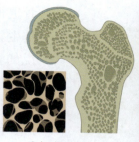
疏松的骨质

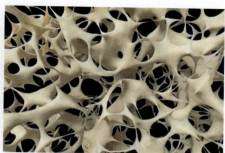

图4-30·疏松骨质镜下观

保护性体位不能在瞬间完成，应力过度集中在髋部，就容易引起髋部骨折。

而骨质疏松则是老年人骨折的内在因素。骨质疏松（图3-30）是一种全身性骨病，其中老年人的发病率较高，随着我国人口老龄化进程的不断加快，骨质疏松症导致的骨质疏松性骨折也呈现逐年上升的趋势。据科学统计，全世界每天约发生2.5万例骨质疏松性骨折，相当于每3秒就发生1例。大多数老年人随着年龄的增长，身体的钙质会大量流失，这个时候如果没有补充足够的钙质会让骨质出现疏松，在这种情况下骨头变得比较脆弱，一旦摔倒或运动过量就很容易发生骨折。骨质疏松的最重要并发症就是骨折。不仅仅是骨质疏松，其他的影响因素同样不容忽视。

首先，骨头变硬也是会影响衰弱老年人骨折的，老年人身体的骨头会变得比较粗且硬，所以在摔倒的时候很容易出现骨折。

其次，有一些老年人会存在一些中枢神经性疾病，而且随着年龄的增长，他们的中枢神经系统支配会有所缓慢，就很容易导致身体的肌张力失去平衡，在跌倒的时候就很容易发生骨折。

由此可知，衰弱老年人预防骨折，不仅要警惕骨质疏松症，更要保护好自己，预防跌倒，从而减少骨折的发生率，提高自己的生活质量。

142. 老年衰弱者发生膝关节疼痛是怎么回事？

随着年龄的增长，越来越多的老年衰弱者容易出现膝关节疼痛的情况，蹲不下或蹲下后起不来，需要用手撑地才能起来，这是怎么回事呢？

其实引起老年衰弱者膝关节疼痛的原因一般是膝关节炎，它是以膝关节软

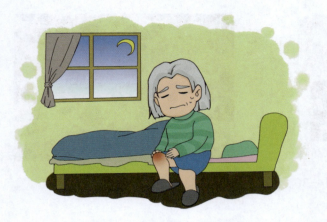

图3-31·老年人膝关节疼痛

骨退行性病变和继发性骨质增生为主（也就是老百姓常说的长骨刺）。它的表现是逐步加重的膝关节疼痛、畸形和活动受限，与年龄、肥胖、创伤等因素有关。

那么发生膝关节疼痛后，该怎么办呢？究竟是该动还是静？

在膝关节轻微疼痛（图3-31）的情况下，最常用的缓解疼痛的方法就是注意保暖。可以佩戴护膝或增加衣物保暖，保持膝关节周围的良好血运，可以使老年人关节的疼痛有效缓解。

另外，老年人要注意控制体重，减少重体力劳动。人在走路时，每走一步对关节的压力都非常大，跳跃、下蹲、下山时更呈翻倍增长，超重不仅可能改变日常姿势和运动习惯，还使得关节活动时受到的机械应力增加。因此，肥胖的人更容易患关节类疾病，更易造成膝关节软骨过早磨损退化，加速膝关节退行性病变的进程，体重减轻后，膝关节的软骨和软骨下骨就会减负，膝关节的磨损也会随之减轻，关节疼痛也会相应缓解。

在老年人膝关节剧烈疼痛，甚至出现肿胀时，建议减少下肢活动，制动休息，以缓解炎症反应。一旦病情好转，建议以无负重或低负重进行膝关节功能锻炼。

需要提醒老年人的是，膝关节痛可能会由多个因素引起，若遇到严重疼痛、反复发作或无法解决的情况，一定要到正规医院及时就诊，接受治疗。

143. 老年人容易发生肩膀疼痛是怎么回事？与衰弱有关系吗？

肩膀疼痛是老年人比较常见的一种肢体疼痛。当这种情况出现后，不仅会有难以忍受的痛感，还会使肩关节部位活动受限，对日常生活影响巨大。那么，老年人肩膀疼痛究竟是怎么回事呢？和衰弱有关系吗？

老年人的肩膀疼痛是一种比较常见的症状，一般引起疼痛的原因与肩周炎、撞击综合征、肩袖撕裂等疾病有关。

（1）肩周炎。肩周炎常与老年人退变、肩关节使用过度有关，肩关节经常使用的话，就会出现反复的磨损，慢慢就会导致疾病的发生，这时可能出现肩关节的疼痛，严重者会出现肩关节向各个方向活动的障碍。

（2）撞击综合征。由于衰弱的老年人身体是比较脆弱的，轻微的撞击都可能让关节部位出现软组织的损害，当这种损害形成之后，老年人就会出现肩关节疼痛的情况，此时应该及时进行治疗，否则可能会引发炎症。此类情况导致的肩关节疼痛就与老年人的衰弱有关。

（3）肩袖撕裂。当肩袖撕裂时也可以出现肩膀的疼痛，肩袖损伤多为间接暴力引起。按损伤的程度可分为部分和完全两种撕裂。

老年人如果肩膀疼痛了该怎么缓解呢？肩膀出现了疼痛最简单的方法就是选择局部理疗或热敷，改善微循环，能够减轻症状。① 可以用热敷的方法促进肩颈部位的血液循环，起到缓解肩膀痛的效果。② 如果症状比较严重，建议老年人到医院做详细的检查和诊断，在医生的指导下服用止痛药物，或者通过中药贴敷的方法来缓解肩膀疼痛的症状。

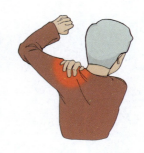

图4-32·肩关节疼痛表现

当肩关节疼痛剧烈、麻木，甚至伴上肢放射痛时（图4-32），应及时去医院诊治，明确问题，及早治疗。